BEI GRIN MACHT SICH IHR WISSEN BEZAHLT

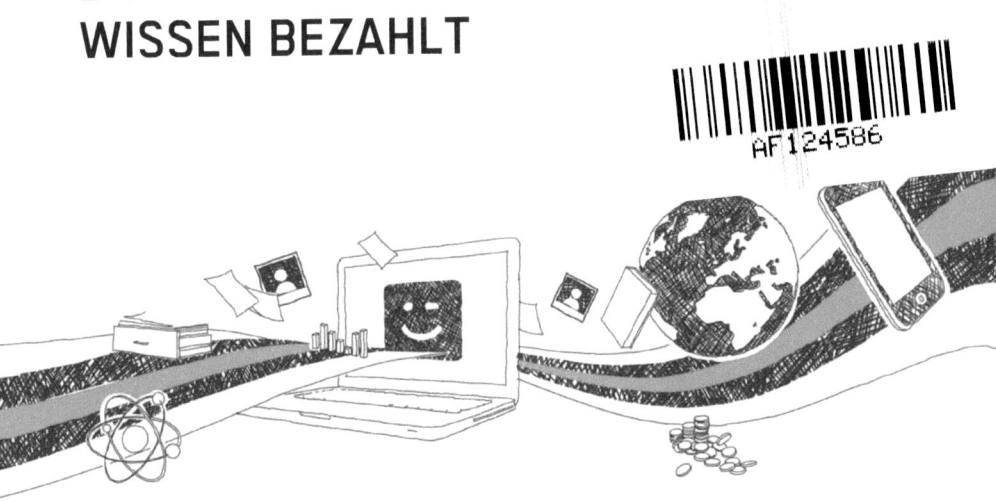
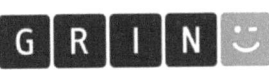

Tatjana Lisowsky

Sprachtherapie für Menschen mit Mundhöhlenkarzinom

Veranschaulichung anhand eines Fallbeispiels

GRIN Verlag

Bibliografische Information der Deutschen Nationalbibliothek:

Die Deutsche Bibliothek verzeichnet diese Publikation in der Deutschen National-bibliografie; detaillierte bibliografische Daten sind im Internet über http://dnb.d-nb.de/ abrufbar.

Impressum:

Copyright © 2013 GRIN Verlag GmbH
Druck und Bindung: Books on Demand GmbH, Norderstedt Germany
ISBN: 978-3-656-54292-6

Dieses Buch bei GRIN:

http://www.grin.com/de/e-book/263412/sprachtherapie-fuer-menschen-mit-mund-hoehlenkarzinom

GRIN - Your knowledge has value

Der GRIN Verlag publiziert seit 1998 wissenschaftliche Arbeiten von Studenten, Hochschullehrern und anderen Akademikern als eBook und gedrucktes Buch. Die Verlagswebsite www.grin.com ist die ideale Plattform zur Veröffentlichung von Hausarbeiten, Abschlussarbeiten, wissenschaftlichen Aufsätzen, Dissertationen und Fachbüchern.

Besuchen Sie uns im Internet:

http://www.grin.com/

http://www.facebook.com/grincom

http://www.twitter.com/grin_com

Bachelor-Arbeit

zum Thema:

„Möglichkeiten und Grenzen sprachtherapeutischer Interventionen für Menschen mit Mundhöhlenkarzinom."

Vorgelegt von: Tatjana Lisowsky

Ich möchte Frau P. herzlich danken, da sie diese Arbeit

erst möglich gemacht hat!

Inhaltsverzeichnis

1.Einleitung

Jährlich gibt es in Deutschland bis zu 11.400 neu diagnostizierte Krebserkrankungen der Mundhöhle und des Rachens - 8.360 Männer und 3.040 Frauen sind davon betroffen. Allein in den letzten Jahren lässt sich ein Anstieg des Tumorvorkommens im Kopf-Hals-Bereich von 25% feststellen. Insbesondere bei Frauen wächst die Anzahl der Erkrankungen im oropharyngealen Bereich. Hierbei handelt es sich nicht um die häufigste Tumorerkrankung, jedoch gehen damit sehr große Einschränkungen an der Teilhabe des sozialen Lebens einher (Beckmann, 2011). Hinzu kommen weitere Beeinträchtigungen, die sich auf das Schlucken und das Sprechen auswirken. Daraus resultiert, dass sprachtherapeutische Interventionen von steigender Relevanz für Menschen mit Kopf-Hals-Tumoren sind.

1.1. Problembereich und Relevanz

Karzinome (Tumore) umfassen bösartige Neubildungen, die zunächst in allen anatomischen Strukturen auftreten können. Das Mundhöhlenkarzinom breitet sich dementsprechend im Bereich der Mundhöhle aus, wobei die Zunge mit eingeschlossen wird und in die Klasse der Kopf-Hals-Tumore eingereiht werden kann. Eine Einteilung der Karzinome wird auf Grundlage der Verortung der bösartig veränderten Gewebestruktur vorgenommen, in der sich die Tumorzellen entwickelt haben (Motzko, Mlynczak & Prinzen, 2004). „Die Mehrzahl der Mundhöhlenkarzinome sind Plattenepithelkarzinome" (Andreae, Avelini & Berg, 2006, p.681). Hierbei breiten sich die Tumorzellen innerhalb der vorliegenden intraoralen Schleimhaut aus. Zu den häufigsten Ursachen zählen übermäßiger Alkohol- und Tabakkonsum sowie mangelnde Mundhygiene. Die Mortalitätsrate bei dieser Form der Krebserkrankung ist sehr hoch. Die 5-Jahres-Überlebensrate liegt bei Mundhöhlenkarzinomen schon bei kleinen Tumoren bei unter 70%, bei größeren sogar unter 50% (Andreae, Avelini & Berg, 2006).

Nach der Diagnosestellung des Mundhöhlentumors folgen oft eine Reihe medizinisch notwendiger Maßnahmen, wie beispielsweise chirurgische oder radiologische Interventionen. Dabei ist jede einzelne der Maßnahmen mit bestimmten Einschränkungen verbunden. Dies ist insbesondere für die Sprachtherapie von großer Bedeutung, da der orofaziale Bereich „sowohl für das Sprechen als auch für die Schluckfunktion ein sehr sensibles Gebiet ist" (Motzko & Weinert, 2008, p.13). Schon geringfügige Veränderungen im Mund- und Halsbereich können zu gravierenden Einschränkungen der Fähigkeiten des Sprechens sowie des Schluckens führen. In den meisten Fällen wird ein interdisziplinäres Therapiekonzept angewendet, da diese Gruppe der Tumore als schwer therapierbar gilt (Schultze, Schillmöller, Roldán, Wiltfang & Kimmig, 2006). Studien haben gezeigt, dass eine interdisziplinäre Vorgehensweise die 5-Jahres-Überlebensrate erhöht (Keßler et al, 2004; Schultze et al, 2006; Si-

2

mon & Plinkert, 2008). Empfohlen wird insbesondere bei Tumorlokalisationen der Mundhöhle ein primär strahlentherapeutisches multimodales Therapiekonzept zu wählen und erst anschließend radikale chirurgische Maßnahmen zu verwenden (Simon & Plinkert, 2008). Jedoch existieren auch Studien zu primär operativen Möglichkeiten. Bootz (2008) führt in seiner Studie an, dass in der „HNO-Heilkunde – gestützt auf der Leitlinie der Deutschen Krebshilfe - […] in der Regel eine postoperative Strahlentherapie meist begleitet von einer Chemotherapie vorgenommen [wird]" (p.183).

Innerhalb der chirurgischen Therapie wird eine radikale Resektion, ein operative Entfernung, „der Tumorregion in den Grenzen des Sicherheitsabstands" (Keßler, Grabenbauer, Leher, Schultze-Mosgau, Rupprecht & Neukam, 2004, p.302) vorgenommen. In einem nächsten Schritt folgt der Wiederaufbau, die plastische Rekonstruktion der chirurgisch veränderten Strukturen, die einem übermäßigen Funktionsverlust und einer Reduktion der Lebensqualität vorbeugen soll. Bei zusätzlicher Streuung des Tumors in lymphatisches Gewebe folgt eine „neck-dissection", eine chirurgische Ausräumung des befallenen Lymphsystems (Koppetsch, 2006). Aufgrund dieser zahlreichen, meist radikalen, therapeutischen Maßnahmen, entstehen große Funktionseinschränkungen im Kopf-Hals-Bereich, die für die Arbeit der SprachtherapeutInnen von bedeutender Relevanz sind, um eine individuelle Planung der Therapie zu ermöglichen.

1.1.1. Beeinträchtigungen nach entfernten Mundhöhlenkarzinomen

Als mögliche Folgen sind zunächst einmal die drastischen organisch-strukturellen Veränderungen zu nennen, die bei einer Mehrzahl der operativ behandelten Menschen mit einem Mundhöhlenkarzinom auftreten. Betroffen können dabei unter anderem die Strukturen im oropharyngealen Bereich sein. Dazu zählen die Lippen, der Kiefer, der Zungenkörper und der Mundboden (Motsch, 2005). Motorik- und Sensibilitätsstörungen sind hier die Folgeerscheinungen, die wiederum zu einer Schluckstörung oder einer Sprechstörung führen können. In ihrer Studie untersuchten Schultze, Schillmöller, Roldán, Wiltfang & Kimmig (2006) die Effektivität der präoperativen Radio-Chemotherapie mit anschließender Radikaloperation. Die Ergebnisse zeigen, dass bei 60,4% der PatientInnen die Schluckfähigkeit eingeschränkt ist. Bei 41,4% dieser Patienten war kaum mehr eine Schluckaktivität vorhanden.

Eine Dysphagie lässt sich bei vielen Menschen, die an einem Tumor im Bereich der Mundhöhle erkrankt sind, nicht vermeiden und ist dann meist stark ausgeprägt. Unter dem Begriff der Dysphagie kann „eine Störung der Aufnahme, der Zerkleinerung oder des Transports von Nahrung/Flüssigkeiten in der oralen, pharyngealen oder ösophagealen Phase, einschließlich des Transportes von Speichel und Sekret" (Denk-Linnert, 2003, p.404) verstanden werden. Dabei können die Beeinträchtigungen in der oralen Vorbereitungsphase, der oralen Phase, der pharyngealen Phase oder der ösophagealen Phase des Schluckvorgangs auftreten. Anhand der folgenden Tabelle (1) wird deutlich, welche Phase durch die einzelnen Gewebedefekte beeinträchtigt wird und welche Form der Störung daraus resultieren kann. Dabei wird auf die möglichen Aspirationsarten eingegangen, die aus den jeweiligen Funktionseinschränkungen hervorgehen können. Eine Aspiration meint das Eindringen von Speichel oder Nahrung in die Atemwege unterhalb der Glottis. Die Begriffe prä-, intra- und postdeglutitiv beschreiben den Zeitpunkt, zu dem der Bolus in die Atemwege eintritt, folglich vor, während und nach Auslösung des Schluckreflexes.

Tabelle 1: Dysphagie nach onkologischen Eingriffen in Mundhöhle, Pharynx und Larynx

Lokalisation der Gewebsdefekte	gestörte Funktion	Mögliche Aspirationsart
Lippen, Kiefer, Zunge, Mundboden	Bolusaufnahme, Bolusformung	prädeglutitiv
Lippen, Zunge, Mundboden	Boluskontrolle	prädeglutitiv
Primäre Triggerareale (Basen der vorderen Gaumenbögen)	Auslösung des Schluckreflexes	prädeglutitiv
Zunge	Oraler Transport, Larynxelevation	prä-, intradeglutitiv postdeglutitiv
Zungengrund, Pharynx	Pharyngealer Transport	postdeglutitiv
Zungengrund, Supraglottis, Glottis	Larynxverschluss, pharyngealer Transport	Intra-, postdeglutitiv
supra-, infrahyoidale Muskulatur	Larynxelevation, Öffnung des pharyngo-ösoph. Sphinkters	Intra-, postdeglutitiv
Vernarbung des pharyngo-ösophagealen Sphinkters	Öffnung des pharyngo-ösophagealen Sphinkters	postdeglutitiv

(Motsch, 2005, p.160)

Die meisten Schwierigkeiten bezüglich des Schluckens sind in der oralen Vorbereitungsphase und in der oralen Phase verankert, wobei Störungen der pharyngealen oder ösophagealen Phase aufgrund der unterschiedlichen medizinischen Maßnahmen nicht ausgeschlossen werden können. Insbesondere das Kontrollieren des Bolus' ist bei dieser Patientengruppe problematisch. Dies führt dazu, dass eine ungestörte Nahrungsaufnahme nicht mehr möglich ist. Deshalb werden innerhalb „der operativen Therapie von Kopf-Hals-Tumoren [...] Magensonden standardmäßig in der postoperativen Behandlung eingesetzt. Sie sollen die nach einer Pharynxeröffnung als notwendig angesehene Ruhigstellung des Operationsgebietes und die Ernährung bis zur Kompensation der funktionellen Defizite sichern" (Seidl & Nusser-Müller-Busch, 2007, p.849). Für die SprachtherapeutInnen bedeutet dies, dass mit einer Verschlechterung des Schluckvermögens gerechnet werden muss. Die Gründe hierfür werden bei den Autoren Gillespie, Brodsky, Day, Lee und Martin-Harris (2004) in der Studie zu dem Thema „Schluckbezogene Lebensqualität nach der Behandlung von Kopf-Hals-Tumoren" herausgestellt. Ein Ergebnis der Studie ist, dass es durch einen Ausfall der oralen Nahrungszufuhr, der einen Zeitraum von zwei Wochen überschreitet, zu einer deutlichen Verschlechterung der Funktionsfähigkeit des Schluckens und zu einer chronischen Dysphagie kommen kann.

Das Aspirationsrisiko ist speziell bei Schluckstörungen, die in Folge einer Behandlung des Kopf-Hals-Tumors entstanden sind, sehr hoch. In der Literatur lassen sich Daten finden, die von einem 90%igen Risiko einer Aspiration ausgehen (Pauloski, 2009). Wie die oben aufgeführte Tabelle zeigt, können die Aspirationen zu jedem Zeitpunkt des Schluckvorganges auftreten. Dies hängt von den einzelnen organischen Gegebenheiten im oropharyngealen Bereich und den daraus resultierenden gestörten Phasen des Schluckvorgangs ab. Um das Aspirationsrisiko zu minimieren und die tiefer gelegenen Atemwege zu schützen, wird in vielen Fällen der Einsatz einer Trachealkanüle in Erwägung gezogen (Bloching & Berghaus, 2004). Die durchgeführte Tracheotomie kann zusätzliche negative Auswirkungen auf den Schluckvorgang haben, da die Trachealkanüle beispielsweise die Larynxelevation einschränken kann (Denk, 1999). Aufgrund einer Vielzahl von möglichen organischen Veränderungen kann es zu den unterschiedlichsten Symptomatiken kommen. Kommt es beispielsweise aufgrund einer Teilresektion der Lippen zu einem inkompletten Lippenschluss, führt dies zu einem Drooling, wobei die Nahrung wieder aus dem Mundraum austritt. „Als Folge einer gestörten oralen Boluskontrolle bei Zungen- und Mundbodendefekten kann ein Leaking mit fakultativer prädeglutitiver Aspiration auftreten" (Motsch, 2005, p.162). Besteht eine Veluminsuffizienz oder kommt es aus anderen Gründen nicht zu einem velopharyngealen Abschluss, kann eine Regurgitation folgen, wobei der Bolus aus dem Nasopharynx austritt. Die bei Menschen mit Mundhöhlenkarzinomen charakteristischen Sensibilitätsstörungen und die Störungen der motorischen Fähigkeiten können dann zu Residuen in den Wangentaschen oder dem Mundvestibulum führen (Motzko & Weinert, 2008). Eine vermehrte Narbenbildung im Kopf-Hals-Bereich kann sich zusätzlich negativ auf den Schluckvorgang auswirken, da die kontraktiven und propulsiven Kräfte im Oropharynx aufgrund der strukturellen Veränderungen stark beeinträchtigt werden (Hotzenköcherle, 2010).

Es können aber nicht nur die Folgen der organisch-strukturellen Veränderungen zu einer Dysphagie führen. Durch den Primärtumor, Halsmetastasen oder die chirurgischen Maßnahmen kann es zu Hirnnervenläsionen kommen. Wenn die Hirnnerven V, VII, IX, X und XII, die für die am Schlucken beteiligten Organe zuständig sind, in Mitleidenschaft gezogen werden, kann es zu weiteren Beeinträchtigungen kommen, die eine Dysphagie hervorrufen oder verstärken (Denk-Linnert, 2006). Demnach ist es wichtig individuell zu beobachten, in welchem Bereich die Störungen vorliegen und welche schluckbezogenen Folgen daraus resultieren. Die sprachtherapeutischen Interventionsmaßnahmen müssen demnach individuell an die PatientInnen angepasst werden.

Nicht nur Schluckstörungen können aufgrund der chirurgisch durchgeführten Maßnahmen entstehen, sondern auch Dysglossien treten in Verbindung mit Mundhöhlenkarzinomen auf. Eine Dysglossie ist in Abgrenzung zu einer Dysarthrophonie eine Artikulationsstörung, die nicht Folge einer neurologischen Erkrankung ist. Eine Störung der Artikulation erfolgt nach „organischen Erkrankungen im Bereich der peripheren Nerven und Muskeln einschließlich des knöchernen Systems der Sprechwerkzeuge" (Böhme, 2003, p.92). Bei Menschen mit Mundhöhlenkarzinomen hängt die Qualität des Sprechens in erster Linie von den anatomischen Gegebenheiten nach den operativen Veränderungen im oralen und oropharyngealen Bereich ab (Borggreven, Verdonck-de Leeuw, Langendijk, Doornaert, Koster & de Bree et al, 2005). Insbesondere der Status der Zunge sowie des weichen Gaumens stellen die Indikatoren für die Verständlichkeit des Sprechens dar. Je stärker diese Strukturen beeinträchtigt sind und chirurgisch verändert wurden, desto schlechter ist die Fähigkeit bestimmte Laute bilden zu können (Kreeft, van der Molen, Hilgers & Balm, 2009). Beispielsweise beeinträchtigt eine Resektion großer Teilbereiche der Zunge und eine damit einhergehende eingeschränkte Mobilität der Zungenbeweglichkeit die Schärfe der Artikulation sehr stark. Des Weiteren kann es bei Resektionen im Bereich der Tonsillen oder des weichen Gaumens zu einer velopharyngealen Insuffizienz kommen, die eine Hypernasalität zur Folge haben kann. Die Betroffenen zeigen dann eine deutliche Veränderung des Stimmklangs, die von ihnen meist als erheblicher Störfaktor empfunden wird. Auch velar gebildete Laute können dann nicht mehr wie zuvor phoniert werden (Kreeft, van der Molen, Hilgers & Balm, 2009). Außerdem zeigt sich bei dieser Patientengruppe, dass Schwierigkeiten bei der Bildung der Frikative auftreten können. Es hat sich herausgestellt, dass die Frikative /s/ und /z/ sowie die Affrikate /ts/ und /dz/ in einigen Fällen aufgrund postoperativer Beeinträchtigungen nicht korrekt gebildet werden können. Dies liegt zum Einen an der mangelnden Prothesenversorgung und zum Anderen an der eingeschränkten Zungenmotilität. Bei Resektionen speziell im Bereich des Mundbodens oder Teilen der Zunge bestehen ebenfalls Schwierigkeiten bei der Bildung der Laute /l/ und /r/ sowie den Lauten /t/, /θ/ und /ð/ (Archontaki, Athanasiou, Stavrianos, Korkolis, Faratzis, Papadopoulou, Kokkalis & Rapidis, 2010).

6

In ihrer Studie konnten Schultze, Schillmöller, Roldán, Wiltfang & Kimmig (2006) aufzeigen, dass bei 68,8% der untersuchten PatientInnen ein eingeschränktes Sprechvermögen vorlag und 39,39% dieser Patienten die Fähigkeit, artikulieren zu können, vollständig verloren haben. Ein weiterer Faktor, der die Artikulationsfähigkeit negativ beeinflussen kann, ist der Mundöffnungsgrad. Aufgrund verschiedener Rekonstruktionsmöglichkeiten oder anhaltenden Schwellungen im orofazialen Bereich, kann es zu einer reduzierten Mundöffnung kommen. Bei dieser auftretenden Problematik sind die Prognosen jedoch sehr gut, da sich in mehreren Studien gezeigt hat, dass der Grad der Mundöffnung innerhalb eines Zeitraumes von zwei bis drei Monaten wieder zu einem physiologischen Status zurückgekehrt ist (Schuster & Stelzle, 2012).

Wurden die ersten operativen Maßnahmen durchgeführt, folgen weitere medizinisch notwendige Behandlungen, wie beispielsweise eine medikamentöse oder radiologische Therapie. Als Folge der Radiatio (Bestrahlung) kann es zu weiteren Einschränkungen kommen, die sich negativ auf den Schluckakt und die Sprechfähigkeit auswirken. Ziel der radioonkologischen Behandlung ist die Abtötung des tumorbefallenen Gewebes. Dabei kann das Verfahren „als kurative (heilende) oder als palliative (lindernde) Maßnahme erfolgen" (Motzko, Mlynczak & Prinzen, 2004, p.43). Durch die Zerstörung der befallenen DNS (Desoxyribonukleinsäure) werden jedoch auch gesunde Gewebsstrukturen in Mitleidenschaft gezogen. Dies kann zu Nebenwirkungen führen, die sich in den meisten Fällen kaum vermeiden lassen. Unterteilt werden können die Nebenwirkungen in akute Strahleneffekte, die unmittelbar nach der Bestrahlungsbehandlung auftreten und in chronische Strahleneffekte, die erst zu einem späteren Zeitpunkt auftreten und meist geringe Heilungschancen aufweisen (Motzko, Mlynczak & Prinzen, 2004). Eine der am häufigsten auftretenden Nebenwirkungen der Radiotherapie ist die Mukositis. Hierbei handelt es sich um eine Schleimhautentzündung, die eine zähe, klebrige Schleimbildung im oropharyngealen Bereich zur Folge hat. Die Handhabung des Sekrets ist für die Betroffenen sehr schwierig „und führt in vielen Fällen zu einer posttherapeutischen Dysphagie" (Seidl & Nusser-Müller-Busch, 2007, p.848). Bei 70-100% der PatientInnen ist die Mukositis nach einer Radiatio in einer schweren Form vorhanden. Noch ein Jahr nach Behandlungsabschluss leiden 20-40% der Betroffenen aufgrund dessen an einer Dysphagie (Seidl & Nusser-Müller-Busch, 2007). Des Weiteren kann eine Mukositis den Geschmacksverlust sowie eine Verschlechterung der Stimme nach sich ziehen. Als Folge der Erkrankung kann es durch die zähe Sekretbildung zu Aspirationen oder Regurgitationen kommen. Jedoch ist diese Nebenwirkung nicht in jedem Fall alleiniger Verursacher einer Dysphagie, sondern führt in der Kombination aus mehreren Veränderungen, wie beispielsweise einer Sensibilitätsstörung oder einer Bewegungseinschränkung, zu einer Beeinträchtigung des Schluckverhaltens.

Eine weitere mögliche Nebenwirkung der Radiotherapie, die massive Auswirkungen auf den Schluckakt hat, ist die Xerostomie. Dabei werden laut Hahn & Krüskemper (2007) die Speicheldrüsen so sehr beschädigt, dass es zu einer Verminderung der Speichelproduktion und damit zu einer Mundtrockenheit kommt. Die ohnehin schon auftretenden Störungen des Kau- und Schluckvorganges werden durch die Xerostomie zusätzlich verstärkt. Die Schluckleistung erfährt dadurch eine so starke Beeinträchtigung, dass die Bolusformung sowie der Bolustransport durch den fehlenden Speichel nur schwer umzusetzen sind. Dies kann bei vielen PatientInnen zu einer Dysphagie führen. Auch eine Radiodermatitis kann als Folgeerkrankung auftreten. „Sie äußert sich in Hautrötungen und –verfärbungen, Ödembildung, Abschuppung der Haut, z.t. Blasenbildung, Haarausfall und gelegentlich in umschriebenen Blutungen bis zu Nekrosen" (Motzko, Mlynczak & Prinzen, 2004, p.44). Daraus kann ebenfalls einer Dysphagie beziehungsweise eine Dysglossie resultieren oder aber die bestehenden Störungsbilder werden weiter verstärkt. Bei einigen PatientInnen kann es in Folge einer Bestrahlung zu stimmlichen Veränderungen, wie beispielsweise einer vermehrten Heiserkeit kommen. Darauf wird an dieser Stelle jedoch nicht weiter eingegangen.

Die kurz nach der Radiotherapie aufgetreten Nebenwirkungen können sich entweder nach Beendigung der Therapie wieder zurückbilden oder aber sie werden zu chronischen Strahleneffekten. Ein chronischer Strahleneffekt, der meist erst nach Monaten beziehungsweise Jahren vorangegangener Bestrahlung auftritt, ist die Fibrose. Dabei kommt es zu einer pathologischen Gewebsveränderung, die zu einer Bewegungseinschränkung im Bereich der Zunge, des Pharynx und des Larynx führen kann (Pauloski, 2009). Dies wirkt sich aufgrund störender Gewebsanteile negativ auf das Schluckverhalten aus.

Bezogen auf die Folgen einer radiogenen Behandlung kann festgestellt werden, dass es insbesondere in der oralen und pharyngealen Phase zu Störungen des Schluckablaufes kommt. „Eine verzögerte Triggerung des Schluckreflexes, ein mangelnder Kontakt des Zungengrundes zur Pharynxwand, eine abgeschwächte pharyngeale Peristaltik, eine reduzierte Epiglottiskippung sowie eine eingeschränkte Hyoid-Larynx-Elevation sind Auswirkungen auf den Schluckvorgang" (Motsch, 2005, p.165). Diese Symptomatiken lassen sich häufig mit einem erhöhten Aspirationsrisiko in Verbindung bringen.

Nicht nur radiotherapeutische Maßnahmen bringen Nebenwirkungen mit sich, die sich negativ auf die Schluck- und Sprechfähigkeit auswirken, sondern auch die Folgen einer chemotherapeutischen Intervention sind nicht zu unterschätzen. Innerhalb der zytostatischen Therapie wird die Zellteilung so behindert, dass es zu einer Abtötung beziehungsweise Wachstumsminderung des tumorbefallenen Gewebes kommt. Durch das Injizieren eines bestimmten Stoffes, der auf den Einzelfall abgestimmt werden muss, werden jedoch auch gesunde Strukturen betroffen. Die Nebenwirkungen beschränken sich, im Vergleich zu der Strahlentherapie, nicht nur auf die umliegenden Organe, sondern können sich auf den gesamten Körper ausweiten. Zu den typischen Nebenwirkungen, neben der meist bekannten Übelkeit und dem Haarausfall, zählen Durchfälle und eine hohe Anfälligkeit für Infektionen. Aber auch schluck- und sprechbezogene Nebenwirkungen können in Folge einer Chemotherapie entstehen. Beispielsweise kann es zu oralen Entzündungen kommen, die durch eine Störung der Schleimhauterneuerung auftreten. Auch Geschwüre können daraus resultieren und dadurch die PatientInnen in ihren Funktionen einschränken. Wie auch bei der Radiotherapie, kann es zusätzlich zu einer Mundtrockenheit oder aber auch zu einer vermehrten Speichelproduktion kommen (Motzko, Mlynczka & Prinzen, 2004).

1.1.2. Einschränkungen der Teilhabe und Lebensqualität

Die Verminderung der Fähigkeiten des Sprechens und des Schluckens haben oft gravierende Auswirkungen, bezogen auf die Teilhabe am sozialen Leben. Ein Funktionsverlust des Sprechens ist nach einem Tumorvorkommen in der Mundhöhle nicht selten und kann zu einer Isolierung der Betroffenen führen, da die Kommunikation mit anderen Personen stark eingeschränkt wird (Michi, 2002). Das Umfeld distanziert sich und eine Aufrechterhaltung der sozialen Teilhabe wird zunehmend schwieriger. Auch eine Dysphagie kann solch verheerende Folgen mit sich bringen. Neben Störungen der Nahrungs- und Flüssigkeitsaufnahme kann dies „vor dem Hintergrund der soziokulturellen Bedeutung von Essen und Trinken, auch die Möglichkeit zur Teilhabe am sozialen Leben entscheidend einschränken" (Newesely & Holzer, 2010, p.220). Das Essen in der Gemeinschaft oder außerhalb der häuslichen Umgebung ist dann meist nicht mehr ohne Weiteres möglich. Zur Bestimmung der Partizipationseinschränkungen kann eine internationale Klassifikation, die ICF, herangezogen werden. Diese ist ebenfalls im sprachtherapeutischen Setting von zunehmender Bedeutung.

Die Internationale Klassifikation der Funktionsfähigkeit, Behinderung und Gesundheit (ICF) gehört zu dem Klassifikationssystem der Weltgesundheitsorganisation (WHO) und kann in verschiedenen gesundheitsbezogenen Bereichen angewendet werden. Eingeschränkte Gesundheitszustände werden dabei im Zusammenhang mit biologischen, psychologischen und sozialen Faktoren gesehen. Es soll „eine fachgruppen- und länderübergreifende gemeinsame Sprache zur Beschreibung individueller Gesundheitsaspekte und deren Auswirkungen auf den Alltag der Patienten zur Verfügung [gestellt werden]" (Grötzbach & Ivan, 2009, p.9). Ein Ziel der ICF ist es, für ein besseres Verständnis der Gesundheit und ihrer Begleiterscheinungen zu sorgen. Dabei kann die Klassifikation beispielsweise als Instrument dienen, um den individuellen Rehabilitationsbedarf zu bestimmen und die daraus resultierenden notwendigen medizinischen Maßnahmen zu erschließen. Wichtig ist, dass die gesundheitlichen Problematiken nicht als in der Person selbst begründet gesehen werden, „sondern als ein Wechselspiel aus Struktur- und Funktionseinschränkungen mit den Aspekten der Aktivität, Teilhabe und Kontextfaktoren" (Grötzbach & Ivan, 2009, p.16). Ein bedeutender Teilbereich ist der, der die Aktivitäten und Partizipationen sowie deren Beeinträchtigung umfasst. Damit sollen die Veränderungen beziehungsweise Einschränkungen der Teilhabe erschlossen werden. Teilhabe meint „das Einbezogen sein in eine Lebenssituation" (WHO, 2005, p.19). Folgende Lebensbereiche finden dabei Berücksichtigung: Lernen und Wissensanwendung, allgemeine Aufgaben und Anforderungen, Kommunikation, Mobilität, Selbstversorgung, häusliches Leben, interpersonelle Interaktionen und Beziehungen, bedeutende Lebensbereiche, Gemeinschafts-, soziales und staatsbürgerliches Leben. Wird das Augenmerk aus sprachtherapeutischer Sicht auf die aufgeführten Aspekte der unterschiedlichen Lebensbereiche gelegt, wird deutlich, dass einige dieser Bereiche, wie zum Beispiel die Kommunikation oder das soziale Leben, durch Interventionsmaßnahmen in der Sprachtherapie direkt oder indirekt gefördert werden können. Die ICF ermöglicht es, die Arbeit im interdisziplinären Team zu erleichtern und ein gemeinsames Ziel für den betroffenen Patienten zu verfassen. Dies ist wichtig, um die Interventionsmöglichkeiten der Sprachtherapie auf die anderen therapeutischen Maßnahmen abzustimmen und so eine Verbesserungen in allen Lebensbereichen des/der Betroffenen zu erzielen.

Wie schon herausgestellt wurde, sind die Fähigkeiten des Schluckens und des Sprechens nicht nur rein funktionell bedingt, sondern sie sind auch ein wesentlicher Bestandteil des eigenen Wohlbefindens und der Lebensqualität. Die Teilhabe eines Menschen wird mit Verlust dieser Fähigkeiten erheblich eingeschränkt. Bei einer Dysphagie kann es zu einer sozialen Ausgrenzungen kommen, „weil Betroffene womöglich die Nahrungsaufnahme in Gesellschaft vermeiden und sich von Mahlzeiten in der Familie und in der Öffentlichkeit zurückziehen" (Newesely & Holzer, 2010, p.221). Das gemeinsame zu sich nehmen von Nahrung hat in unserer Gesellschaft einen hohen Stellenwert. Die Nahrungsaufnahme beinhaltet nicht nur die reine Aufnahme von Nährstoffen, sondern ist ebenfalls mit der Gesamtsituation und den kommunikativen Gesprächen am Tisch verknüpft. Mit Hilfe der Esssituation nehmen wir Anteil am Leben in der Gesellschaft und drücken unsere soziale Zugehörigkeit aus (Gröne, 2009). Fällt dieser Aspekt der sozialen Anteilnahme nun aufgrund einer Dysphagie weg, kommt es zu einer enormen Beeinträchtigung der Teilhabe am Leben in der Gesellschaft und an dem sozialen Leben, die bis zu einer Isolation führen können. Auch die Artikulationsfähigkeit wird bei Menschen mit Mundhöhlenkarzinomen stark eingeschränkt. Mit anderen Menschen nicht adäquat oder sogar gar nicht kommunizieren zu können, beeinträchtigt die Partizipation erheblich. Eine einfache Rückkehr in die soziale Gesellschaft und damit zu einer guten Lebensqualität, ist meist nicht möglich (Michi, 2003). Insbesondere bei Menschen mit Mundhöhlenkarzinomen kann es aufgrund zahlloser organisch-struktureller Veränderungen zu psychischen und emotionalen Beeinträchtigung kommen (Keßler, Grabenbauer, Leher, Schultze-Mosgau, Rupprecht & Neukam, 2004). Damit wird die Teilhabe am Leben in der Gesellschaft zusätzlich eingeschränkt. Normalen Alltagsgewohnheiten kann dann in vielen Fällen nicht mehr nachgegangen werden.

Ob nun die Bestrahlung oder die Chemotherapie für die Verschlechterung der Schluck- und Sprechfähigkeit ursächlich war, spielt in Bezug auf die Veränderung der Lebensqualität und der Teilhabe an der sozialen Gesellschaft keine Rolle. Wichtig ist, dass in beiden Fällen enorme Einschränkungen vorhanden sind. Es kommt also nicht nur zu einem reinen Funktionsverlust verschiedener Körperstrukturen, sondern es findet auch eine negative Veränderung in Hinblick auf das eigene Wohlbefinden und der Eingliederung in das Gesellschaftssystem statt. Vor allem zeigt sich, dass die Verminderung der Lebensqualität und Partizipation nicht nur kurzfristig vorhanden ist, sondern zu einer dauerhaften Einschränkung werden kann. Denn meist ist sie noch nach einer abgeschlossenen Behandlung lang anhaltend feststellbar (Keßler, Grabenbauer, Leher, Schultze-Mosgau, Rupprecht & Neukam, 2004). Messen lassen sich die Veränderungen der Lebensqualität mit Hilfe verschiedener Fragebogenkonstruktionen, die in mehreren Studien vor und nach den therapeutischen Maßnahmen angewendet wurden. Da die Studien in den meisten Fällen auf einheitliche Ergebnisse bezüglich der Veränderung der Lebensqualität gekommen sind, soll nun eine Studie exemplarisch dargestellt werden.

In einer Arbeit von Keßler, Grabenbauer, Leher, Schultze-Mosgau, Rupprecht & Neukam (2004) konnte gezeigt werden, dass die Reduktion der Lebensqualität nach der Behandlung des Mundhöhlenkarzinoms insbesondere mit einer Funktionseinschränkung der Kau-, sowie der Schluck- und Sprechfunktion einhergeht. Dabei wurden zwei Versuchsgruppen herangezogen. Die eine Gruppe besteht aus 27 PatientInnen, die primär operativ behandelt wurden und dann eine postoperative Bestrahlung erhielten. Bei der zweiten Gruppe wurden 26 PatientInnen primär einer Bestrahlung und darauf folgend erst einer Tumorresektion unterzogen. Um die Lebensqualität beurteilen zu können, wurden der „quality of life core questionnaire" (QLQ C-30), sowie das „Kopf-Hals-Modul" (H&N 35) zur Rate gezogen. Viele der untersuchten Personen geben an, dass „die Unfähigkeit [...], in Gesellschaft adäquat Nahrung aufzunehmen" (Keßler, Grabenbauer & Leher et al 2004, p.307) ihre Lebensqualität stark einschränkt. Dabei sind die Einschränkungen der Schluckfähigkeit mit dem geringen Mundöffnungsgrad, der Mundtrockenheit und der mangelnden Prothesenversorgung verbunden. Aber auch die angewendeten Rekonstruktionstechniken spielen bei der Bewertung der Lebensqualität eine große Rolle. Bei vielen Probanden konnte auch ein Jahr nach abgeschlossener Behandlung keine vollständige Wiederherstellung wichtiger Funktionen erreicht werden, sodass die Lebensqualität bezüglich der Nahrungsaufnahme, aber auch der Kontaktaufnahme im sozialen Feld und der Sprechfähigkeit nachhaltig schlecht bewertet werden. Es zeigt sich, dass kein signifikanter Unterschied bei den Bewertungen zwischen der primär operativ behandelten Patientengruppe und der primär radiologisch behandelten Patienten-

gruppe besteht. Bezieht man die Studie von Bauer, Seiss, Gräßler, Stelzle, Klotz und Ro-
sanowki (2010) mit ein, so kann die Feststellung gemacht werden, dass die Bewertung der
Lebensqualität positiver ausfällt, wenn eine rein operative Maßnahme ohne Vor- und Nach-
behandlung mittels Radio-, beziehungsweise Chemotherapie, durchgeführt wird. Aber auch
die Mortalitätsraten waren hier wesentlich höher. Insgesamt kann festgestellt werden, dass
„die Therapie und die Rekonstruktionsmöglichkeiten das Befinden des Patienten entscheidend bestimmen" (Keßler, Grabenbauer, Leher, Schultze-Mosgau, Rupprecht & Neukam,
2004, p.309).

Zusammenfassend zeigt sich bei Menschen mit Tumorerkrankungen der Mundhöhle,
dass insbesondere die Folgen einer strahlentherapeutischen Interventionsmaßnahme zu
einer Verschlechterung des Schluckens und des Sprechens führen, die negative Auswirkungen auf die Lebensqualität und Teilhabe an dem sozialen Leben in der Gesellschaft haben.
Waren die PatientInnen vor der Radatio noch in der Lage, die organisch-strukturellen Veränderungen durch eigenständige Kompensationen, wie Haltungsänderungen, auszugleichen,
sind sie „dann aufgrund der strahleninduzierten Veränderungen nicht mehr in der Lage zu
kompensieren" (Seidl & Nusser-Müller-Busch, 2007, p.847). Es kann festgestellt werden,
dass der Schweregrad der Störung und damit die Einschränkungen des sozialen Lebens im
Wesentlichen von den folgenden Faktoren abhängig ist (Block, 2009):

- Größe des Primärtumors
- Lokalisation des Primärtumors
- Art der Rekonstruktionsmaßnahmen zur Defektdeckung
- Nebenwirkungen Radio- beziehungsweise chemotherapeutischer Maßnahmen
- Hirnnervenläsionen
- Neck Dissection
- Tracheotomie

1.2. Einführung eines Fallbeispiels

Zum besseren Verständnis der Problematik wird ein Fallbeispiel eingeführt, das die oben
aufgeführten Gesichtspunkte verdeutlichen soll. Bei dem Fallbeispiel handelt es sich um eine
56-jährige Frau, die aufgrund eines Plattenepithelkarzinoms der Mundhöhle und einer daraus
resultierenden Unterkieferresektion sprachtherapeutische Interventionsmaßnahmen benötigt.

Ende des Jahres 2011 wurde bei Frau P. ein Plattenepithelkarzinom mit dem Stadium
T4 im Bereich des Mundbodens diagnostiziert. Die genaue Klassifikation nach dem TNM-
System lautet folgendermaßen: pT4 pN0(0/41) L0 V0 Pn0 cM0 G2 R0. Die TNM-
Klassifikation ist eine international einheitliche Einordnung der Karzinome. Die Bezeichnun-
gen pT4 zeigen in diesem Fall, dass die Gewebeproben nach der Operation ergeben haben,

dass es sich um einen Primärtumor einer bestimmten Größe handelt, der sich direkt in die benachbarten Regionen, wie den Knochen, den Mundboden oder der Gesichtshaut ausgedehnt hat (Beckmann, 2011). Die Bezeichnung pN0(0/41) zeigt an, dass postoperativ an keinem von den 41 untersuchten Lymphknoten eine Metastasenbildung festgestellt werden konnte. Des Weiteren gibt es keinen Befall des Lymphgefäßsystems sowie keinen Einbruch in die Venen. Die Tumorzellen haben ebenfalls kein Gewebe befallen, das die Nerven umgibt und auch Fernmetastasen in anderen Organen haben sich nicht gebildet. Die letzten zwei Angaben, G und R0, zeigen, dass es sich um einen mäßig differenzierten Tumor handelt, der durch die operativen Eingriffe vollständig entfernt werden konnte (Wittekind & Meyer, 2010). Klassifiziert man die bösartige Neubildung mit Hilfe der Internationalen statistischen Klassifikation der Krankheiten und verwandter Gesundheitsprobleme, 10, German Modifikation (ICD-10-GM), dem Klassifikationssystem zur Erstellung von Diagnosen der WHO, lässt sich die vorhandene Tumorbildung mit dem Code C04.9 beschreiben (Deutsches Institut für Medizinische Dokumentation und Information, 2013).

In den nächsten Monaten erfolgten eine Reihe chirurgischer Eingriffe, bei denen eine Mundboden- und Unterkieferkontinuitätsresektion sowie eine anschließende Rekonstruktion des Mundbodens mit einer Stahlplatte und einer Unterarmlappenplastik durchgeführt wurden. Darauf folgte im Jahr 2012 eine palliative Radio-Chemotherapie aufgrund eines Rezidivs. Zusätzlich wurden bei Frau P. die Anlagen zu einem Tracheostoma und einer perkutanen endoskopischen Gastrostomie (PEG) Sonde gelegt. Eine Trachealkanüle wurde eingesetzt, um das Tracheostoma für die noch folgenden operativen Rekonstruktionsmaßnahmen zu erhalten. Zurzeit hat Frau P. deshalb eine ungeblockte Trachealkanüle mit einem Sprechaufsatz. Mit der PEG-Sonde soll die Sicherstellung einer ausreichenden Nährstoffzufuhr erreicht werden.

Die zahlreichen medizinischen Maßnahmen haben bei Frau P. zu einer schweren Dysphagie der oralen Phase und einer erheblichen Artikulationsstörung geführt. In dem logopädischen Abschlussbericht des letzten Rehabilitationsaufenthaltes wird deutlich, dass die anatomischen Veränderungen dazu geführt haben, dass „der orale Bolustransport nicht ausreichend vollzogen werden kann und ausgeprägte Schwellungen den Bolustransport behindern". Eine orale Nahrungsaufnahme ist dadurch zurzeit nicht möglich.

Die Dysglossie macht sich bei Frau P. durch eine schwer verständliche Artikulation und Beeinträchtigung der Funktionsfähigkeit der Stimme bemerkbar, die eine Folge der Tracheotomie, der Unterkieferresektion und eines massiven Lymphödems sind.

Seit über einem Jahr ist Frau P. in logopädischer Behandlung. Dabei wird insbesondere auf die Verwendung bestimmter Schlucktechniken hingearbeitet. Ein sicherer Wasserschluck soll erreicht werden, ohne dass das Wasser aspiriert wird. Zusätzlich wird an der Stärkung der mimischen und intraoralen Muskulatur gearbeitet, um eine deutlichere Artikulation hervorzurufen und den Schluckakt zu verbessern. Ebenfalls werden Übungen speziell zur Verbesserung der Artikulation und zur Verbesserung der Stimmqualität durchgeführt. Bisher konnte eine bessere Verständlichkeit sowie ein sicherer Speichelschluck erreicht werden. Flüssigkeiten und breiige Konsistenzen sind je nach körperlicher Verfassung noch schwer umzusetzen. Die Bedingungen werden jedoch auch durch die ständig wechselnden anatomischen Gegebenheiten erschwert.

Die aufgeführten Beschwerden von Frau P. können nun mit Hilfe der ICF klassifiziert werden, um weitere therapeutische Maßnahmen individuell anpassen zu können und die nachfolgenden Ziele besser definieren zu können. Mit der ICF lassen sich auch die individuellen anatomischen Veränderungen aufführen, die bei Frau P. vorhanden sind. So lässt sich auf einen Blick erkennen, wo die Einschränkungen liegen und in welchen Bereichen die TherapeutInnen mit ihren Interventionsmaßnahmen ansetzen müssen. Um den Schweregrad der Einschränkung zu kennzeichnen, werden die Ziffern von 0 (nicht vorhanden) bis 4 (voll ausgeprägt) nach der Codierung angegeben. In diesem Einzelfall kann eine Klassifikation der Funktionsfähigkeit, Behinderung und Gesundheit, für die sprachtherapeutisch relevanten Bereiche, wie folgt aussehen:

Tabelle 2: ICF-Codierung für das Fallbeispiel Frau P.

ICF-Komponente	ICF-Code	Beschreibung
Körperfunktionen	b250.3	Funktionen des Schmeckens
	b270.1	Sinnesfunktionen bezüglich Temperatur und anderer Reize
	b2702.3	Druck und Berührungsempfindung
	b310	**Funktionen der Stimme**
	b3101.1	Stimmqualität
	b320.3	**Artikulationsfunktionen**
	b510	**Funktionen der Nahrungsaufnahme**
	b5100.4	Saugen
	b5101.4	Beißen
	b5102.4	Kauen
	b103.4	Handhabung von Speisen im Mund
	b5105	**Schlucken**
	b50150.4	Orales Schlucken
	b51051.4	Pharyngeales Schlucken

Körperstrukturen	s320	Struktur des Mundes
	s3200.4	Zähne
	s3203.4	Zunge
	s3204.3	Struktur der Lippen
	s3209.4	Struktur des Mundes, nicht näher bezeichnet (Mundboden)
	s330	**Struktur des Pharynx**
	s3301.3	Oropharynx
	s340.2	**Strukturen des Kehlkopfes**
	s398.2 & s399.2	**Nicht anders und nicht näher bezeichnete Strukturen, die an der Stimme und am Sprechen beteiligt sind**
	s430	**Struktur des Atmungssystems**
	s4300.3	Trachea
	s710	**Struktur der Kopf- und Halsregion**
	s7101.2	Gesichtsknochen
	s7104.3	Muskeln des Kopfes und der Halsregion
	s7105.3	Bänder und Faszien des Kopfes und der Halsregion
Aktivität und Partizipation	**d330-d349**	**Kommunizieren als Sender**
	d330.3	Sprechen
	d3350.3	Körpersprache einsetzen (Mimik)
	d350	**Konversation**
	d350.3	Sich mit einer Person unterhalten (vor allem mit Fremden)
	d550.4	**Essen**
	d560.4	**Trinken**
	d9205.3	Geselligkeit
Umweltfaktoren	**e310-e399**	**Unterstützung und Beziehungen (Familie, Freunde, Pflegepersonen, Fachleute)**

1.3. Forschungsstand und Fragestellung

Anhand des Fallbeispiels lässt sich erkennen, wie wichtig die Versorgung durch geeignete Rehabilitationsmaßnahmen ist. Dabei ist eine evidenzbasierte Vorgehensweise von Seiten der behandelnden Therapeuten sinnvoll. Um evidenzbasiert handeln zu können, muss zunächst der aktuelle Forschungsstand betrachtet werden, damit die neuesten Erkenntnisse bezüglich der Mundhöhlenkarzinome deutlich werden und effiziente sprachtherapeutische Interventionsmöglichkeiten entwickelt werden können.

Die Forschungen bezüglich Kopf-Hals-Tumoren, insbesondere der Mundhöhlenkarzinome, nehmen aufgrund der steigenden Neuerkrankungen durch übermäßigen Alkohol- und Tabakkonsum stetig zu. Werden die Veröffentlichungen in der Datenbank Web of Knowledge der letzten 50 Jahre bezüglich dieses Themas betrachtet, lässt sich ein enormer Anstieg der Publikationen in allen Forschungsbereichen feststellen (Anhang A). Allein in den letzten zehn Jahren lässt sich ein Anstieg von mehr als 50% verbuchen:

Tabelle 3: Publikationen zum Thema „oral cancer" der letzten 10 Jahre, sortiert nach Veröffentlichungsdatum

Publication Years	Record Count	% of 44108	Bar Chart
2012	3876	8.788 %	▮
2011	3626	8.221 %	▮
2010	3342	7.577 %	▮
2009	3152	7.146 %	▮
2008	2929	6.641 %	▮
2007	2799	6.346 %	▮
2005	2454	5.564 %	▮
2006	2437	5.525 %	▮
2004	2067	4.686 %	▮
2003	1923	4.360 %	▮
2002	1747	3.961 %	▮

(webofknwoledge, 1.4.2013)

Die Forschungsbereiche sind dabei sehr unterschiedlich. Häufiger Forschungsgegenstand im medizinischen Bereich sind innovative Rekonstruktionsplastiken oder auch Verbesserungen der Früherkennungsmaßnahmen, um die Mortalitätsrate zu senken. Es gibt eine Vielzahl weiterer Forschungsbereiche, denen hier jedoch keine weitere Beachtung geschenkt wird.

Besonders relevant für die vorliegende Arbeit sind die Forschungsergebnisse bezüglich der möglichen Auswirkungen einer solchen Tumorerkrankung und den anschließenden therapeutischen, vor allem sprachtherapeutischen, Maßnahmen. Es gibt viele Studien, die auf

die durch eine Tumorerkrankung verursachten Schluck- und Artikulationsstörungen eingehen. Häufig wird festgestellt, dass es neben einer eingeschränkten Zungenbeweglichkeit
auch zu Einschränkungen der Lippen- und Kieferbewegungen kommen kann, „die sich negativ auf das Kauen, das Schlucken und natürlich auch auf das Sprechen auswirken" (Motzko
& Weinert, 2008, p.15). Diesbezüglich werden mehrere Faktoren aufgeführt, die sich negativ
auf die Funktionen des Sprechens und Schluckens auswirken können. Hinzu kommen eine
Reihe weiterer Studien, die auf die Veränderungen der Lebensqualität eingehen. Nicht nur
auf die Lebensqualität im Allgemeinen, sondern auch auf die schluck- und kommunikations-
bezogene Lebensqualität wird dabei Rücksicht genommen. Dies kann mit Hilfe speziell ent-
wickelter Patientenfragebögen, wie beispielsweise dem Swallow Quality-of-Life Questionnaire (SWAL-QOL), festgestellt und analysiert werden. Zusammenfassend kann festgehalten
werden, dass die Lebensqualität in den meisten Fällen nach Tumorerkrankungen im Kopf-
Hals-Bereich stark eingeschränkt ist, was größtenteils auch mit den beeinträchtigten Funktionen des Schluckens und Sprechens in Verbindung gebracht werden kann.

Welche sprachtherapeutischen Maßnahmen nach Mundhöhlenkarzinomen ergriffen werden können, wird jedoch nur wenig beleuchtet. Ergebnisse bezüglich geeigneter Rehabilitationsmaßnahmen zur Verbesserung der Schluck- und Sprechfähigkeit, insbesondere bei
Mundhöhlenkarzinomen, gibt es nur wenige. Auch Besonderheiten der Therapie bei Menschen mit Tumorerkrankungen der Mundhöhle werden nicht herausgestellt. Ein weiterer For-
schungsbereich, der nur wenig beleuchtet wird, ist die Verminderung der Teilhabe am Leben
in der Gesellschaft und wie dieser mit Hilfe sprachtherapeutischer Maßnahmen entgegengewirkt werden kann. In vielen wissenschaftlichen Arbeiten wird die Veränderung der Lebensqualität in Augenschein genommen, jedoch nicht die der sozialen Teilhabe und der Eingliederung in bestimmte Alltagssituationen. Vor diesem Hintergrund ergibt sich die Fragestellung:

Wie kann eine Wiederherstellung der Funktionen trotz mehrerer hinderlicher Faktoren
bei Menschen mit einem Mundhöhlenkarzinom erreicht werden und welche Kompetenzen
müssen SprachtherapeutInnen dafür mitbringen?

Dabei soll ebenfalls auf die Frage eingegangen werden, welche speziellen Maßnahmen
bei dem Fallbeispiel Frau P. unternommen werden können, um die Beschwerden zu verrin-
gern. *Wie kann also eine adäquate Interventionsmaßnahme in diesem Einzelfall aussehen?*
Dazu gehört auch, herauszustellen, inwieweit die Sprech- und Schluckfähigkeiten nach einer
medizinischen Versorgung des Tumors, überhaupt rehabilitiert werden können.

Mit Hilfe von sprachtherapeutischen Interventionen der TherapeutInnen soll die Teilhabe
der PatientInnen an der sozialen Gesellschaft verbessert werden. Aus den oben genannten
Überlegungen kann die Hypothese aufgestellt werden, dass es speziell bei der Teilhabe an
der sozialen Gesellschaft schwierig ist, durch sprachtherapeutische Interventionen Verände-

rungen zu erzielen. Möglicherweise sind die Interventionsmaßnahmen so limitiert, dass es durch die sprachtherapeutischen Möglichkeiten nur zu geringen Verbesserungen in Bezug auf die soziale Eingliederung kommen kann. Betrachtet man das Fallbeispiel, kann die Hypothese aufgestellt werden, dass es durch die organisch-strukturellen Veränderungen nach den notwendigen operativen Maßnahmen und den noch laufenden anatomischen Veränderungen nur bedingt möglich ist, sprachtherapeutische Interventionen zu leisten und eine Therapiepause eine mögliche Option wäre. Dies soll im folgenden Teil der Bachelorarbeit herausgearbeitet werden.

2. Methode

Als Grundlage zur Beantwortung der aufgekommenen Fragestellungen und der Verifizierung, beziehungsweise Falsifizierung, der dazugehörigen Hypothesen dient eine Literaturrecherche wissenschaftlich belegter Studien und Publikationen, die sich in verschiedenen Medien wiederfinden lassen. Begonnen wird mit der Suche in den folgenden fachspezifischen Datenbanken, die für die Bereiche Medizin, Psychologie und Rehabilitation verantwortlich sind:

Tabelle 4: Verwendete Datenbanken

Datenbank	Bereich	Sprache (durchsuchbar in)
FIS Bildung	Erziehungswissenschaften, Bildung	deutsch, englisch u.a.
MEDPILOT	Medizin/Gesundheitswissenschaften	deutsch und englisch
Psyndex	Psychologie, Kommunikationswissenschaften, Sprachtherapie	deutsch und englisch
Web of Science	Medizin, Natur-, Geistes-, Sozial- und Wirtschaftswissenschaften	deutsch und englisch
Medline (PubMed)	Medizin/Gesundheitswissenschaften	englisch

Dabei wird eine hohe Anzahl fachbezogener Begrifflichkeiten in den Suchfeldern der Datenbanken eingefügt, wodurch es zu einer Maximierung der Ergebnisse kommt. Um eine Erweiterung der Suche zu ermöglichen, werden nicht nur deutschsprachige Fachbegriffe verwendet, sondern ebenfalls englischsprachige Begrifflichkeiten. Ermöglicht wird damit eine internationale Ergebnissuche, sodass eine hohe Anzahl unterschiedlicher Informationen zu den vorliegenden Problematiken gefunden werden kann. Folgende Liste zeigt die Fachbegriffe, die bei der Literaturrecherche die meisten Ergebnisse erzielen, die für die Fragestellung von Relevanz sind:

- Effects head and neck cancer surgery
- Mundhöhlenkarzinom
- Rehabilitation of oral cancer
- Head and neck cancer
- social rehabilitation of oral cancer
- Schluckrehabilitation nach Tumorresektion
- speech and swallowingfunction
- funktionelle Dysphagietherapie

Anschließend werden die erhaltenen wissenschaftlichen Studien und Publikationen anhand bestimmter Kriterien analysiert. Diesbezüglich wird die Methode des kritischen Lesens unter Berücksichtigung bestimmter Gesichtspunkte angewendet. Als Vorlage dient das CONS-ORT-Statement, eine Leitlinie, die in Form einer Checkliste für die Analyse wissenschaftlicher Arbeiten verwendet werden kann (Anhang B). Der Leser ist dann in der Lage „sich bei der kritischen Evaluation von Fachartikeln an diesen Leitlinien [zu] orientieren, um die Qualität und Übertragbarkeit einer Studie einzuschätzen"(König & Ziegler, 2011, p.357). Es wird genau in Augenschein genommen, wie relevant die vorliegende Publikation für die Beantwortung der spezifischen Fragestellung ist und ob die wissenschaftlichen Studien den Gütekriterien Validität, Reliabilität und Objektivität entsprechen. Sind alle Ansprüche, die an die Studie, beziehungsweise die Publikation, gestellt werden erfüllt, können diese für die Beantwortung der fachspezifischen Fragestellung genutzt werden.

3. Ergebnisse

3.1. Notwendige Kompetenzen der SprachtherapeutInnen

Insbesondere die Behandlung bei Menschen mit Mundhöhlenkarzinomen ist ein spezielles Feld in der sprachtherapeutischen Praxis. Daher müssen auch die SprachterapeutInnen spezielle Fähigkeiten und Fertigkeiten mitbringen, wenn sie in diesem Bereich arbeiten wollen. Da die Behandlung von Tumorpatienten noch ein relativ neues Gebiet in der Sprachtherapie ist, ist eine evidenz-basierte Vorgehensweise wichtig. Aufgabe der TherapeutInnen ist es, den aktuellen Stand der Forschung bezüglich eines speziellen Themengebietes zu kennen und anhand dessen die Diagnostik sowie Therapiemethoden mit der besten Evidenz auszuwählen. Dabei darf die Komplexität des Einzelfalls nicht außer Acht gelassen werden. Die Forschungsergebnisse aktueller Studien zu diesem Thema sollen die Entscheidungen viel mehr unterstützen und nicht ersetzen (Beushausen, 2005).

Bei oralen Tumoren gibt es viele Dinge zu beachten. Mit Hilfe der Forschung können geeignete Einzelfälle und Studien gewählt werden, die die Problematiken der PatientInnen erfassen und effektive Interventionsmöglichkeiten aufzeigen. Die Aufgabe der SprachtherapeutInnen ist es, sich die Zeit zu nehmen und Interesse an der bestmöglichen Versorgung zu zeigen. Dazu müssen Behandlungsverfahren kritisch hinterfragt werden und auch die eigene Leistung muss einer kritischen Selbstbewertung unterzogen werden (Thieme, Kraus & McLaughlan, 2005). Zusätzlich gewinnt die ICF immer mehr an Bedeutung für die SprachtherapeutInnen, weshalb eine Auseinandersetzung mit der Vorgehensweise nach den Richtlinien der ICF sinnvoll ist. Für die Dysphagietherapie wird folgende Vorgehensweise vorgeschlagen:

„Die Umsetzung des ICF-Gedankens bedeutet für die Dysphagie, dass sich der Sprachtherapeut aktiv mit dem aktuellen Stand der Forschung auseinanderzusetzen hat, um die effizienten Therapieverfahren einsetzen zu können, die der vorliegenden spezifischen Pathophysiologie seines Patienten angemessen sind." (Grötzbach & Iven, 2009, p.104)

Auch hier wird der Aspekt der Evidenz-basierten-Praxis mit einbezogen. Es reicht heutzutage nicht mehr aus, die in der Ausbildung gelernten Methoden ohne kritisches Hinterfragen anzuwenden. Besonders bei der Therapie von Menschen mit Mundhöhlenkarzinomen können die erlernten Methoden nicht immer umgesetzt werden, da die organisch-strukturellen Gegebenheiten dies nicht zulassen. Dann muss in der aktuellen Forschung geschaut werden, welche geeigneten sprachtherapeutischen Interventionsmaßnahmen bei dieser speziellen Patientengruppe zur Verfügung stehen. Wurden geeignete Methoden herausgefunden, kann folgendermaßen vorgegangen werden (Abb.1):

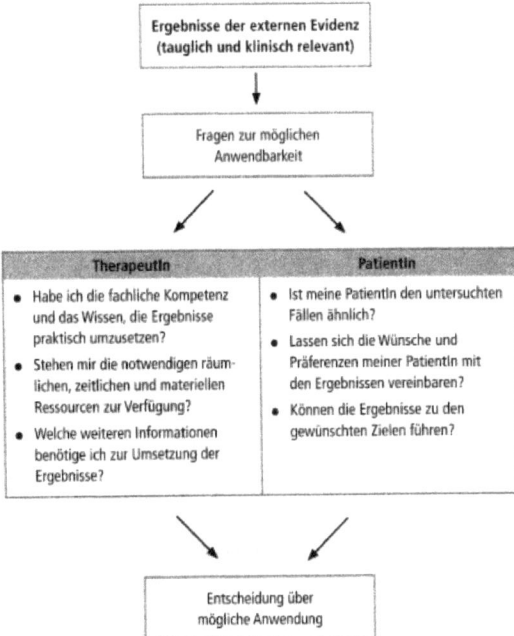

Abb.1. Anwendbarkeit der Evidenz-basierten Methoden (Thieme, Kraus & McLaughlan, 2005, p.15)

Es müssen nicht nur geeignete Methoden gefunden werden, sondern auch die fachliche Kompetenz sowie das Wissen muss bei den SprachtherapeutInnen vorhanden sein, um eine praktische Umsetzung gewährleisten zu können. In Bezug auf Dysphagien und Dysglossien bei Menschen mit oralen Tumoren ist dies besonders wichtig, um Verbesserungen innerhalb der Therapie erzielen zu können. Die Beeinträchtigungen bei dieser Patientengruppe haben unterschiedliche Erscheinungsformen und müssen deshalb genau diagnostiziert werden. Es hat sich gezeigt, dass nach einem postoperativen Mundhöhlenkarzinom die anatomischen Veränderungen genau aufgezeichnet werden müssen, um die Therapie dementsprechend individuell planen zu können. Die behandelnden SprachtherapeutInnen müssen die Kompetenz besitzen, ein genaues Hintergrundwissen über mögliche Nebenwirkungen und Beeinträchtigungen zu haben, um eine adäquate Intervention durchführen zu können. Es muss die Offenheit vorhanden sein, das „bisherige Denken und Handeln durch neue Perspektiven zu erweitern" (Grötzbach & Iven, 2009). Insgesamt zeigt sich, dass SprachtherapeutInnen viele zusätzliche Kompetenzen aufweisen müssen, um Menschen mit Mundhöhlenkarzinomen adäquat behandeln zu können.

3.2. Möglichkeiten sprachtherapeutischer Interventionen

Im Rahmen der sprachtherapeutischen Interventionen für Menschen mit einem Mundhöhlenkarzinom gibt es viele Möglichkeiten, die zu einer Wiederherstellung der beeinträchtigten Fähigkeiten führen sollen, um damit die Lebensqualität zu steigern und eine Wiedereingliederung in die soziale Gesellschaft zu ermöglichen. Zu Beginn findet eine allumfassende interdisziplinäre Diagnostik statt, die die genaue Pathophysiologie der Betroffenen beschreiben soll (Seidl & Nusser-Müller-Busch, 2007) und die Einschränkungen genau erfasst. Von den SprachtherapeutInnen wird zunächst eine Anamnese durchgeführt, um sich einen Überblick über den Krankheitsverlauf, sowie die bisherigen Maßnahmen und die individuellen Beschwerden, verschaffen zu können. Anschließend folgt die Diagnostik. Dazu wird als erstes die Mundhöhle inspiziert, um die genauen organisch-strukturellen Veränderungen erfassen zu können. Als nächstes werden die funktionellen Fähigkeiten der PatentInnen erfasst. „Es wird beurteilt: Ruhestellung, Willkürmotorik (Phonation, Artikulation, Schlucken von Speichel/Nahrung), Reflexe (Würg-, Palatal- Hustenreflex), Sensibilität und Temperaturempfinden" (Denk-Linnert, 2006, p.405). Zur motorischen Überprüfung kann der Untersuchungsbogen von Koppetsch (2006) verwendet werden, da er speziell bei Menschen mit oralen Tumoren getestet wurde und die genauen funktionellen Einschränkungen erfasst werden können. Um eine ausreichende Prüfung der Schluckfunktionen zu erzielen, gibt es zwei Verfahren, die sich im klinischen Alltag etabliert haben. Dazu gehören die Videofluoroskopie (VFS), sowie die fiberoptisch-endoskopische Schluckuntersuchung (FEES). Die VFC hat den Vorteil, dass sich alle Phasen des Schluckens vollständig abbilden lassen. Der Nachteil ist, dass sich dieses Verfahren aufgrund der Röntgenstrahlung nicht beliebig oft wiederholen lässt (Seidl & Nusser-Müller-Busch, 2007). Dazu kann die FEES verwendet werden, da mit diesem Verfahren ein häufiges Wiederholen möglich ist. Allerdings sind hier die orale und ösophageale Phase nicht sichtbar. Zudem können intradeglutitive Aspirationen aufgrund eines White-Out während der Epiglottiselevation nicht gesehen werden. In beiden Verfahren werden unterschiedliche Nahrungskonsistenzen gereicht, um eine genaue Aussage über das Schluckverhalten treffen zu können (Seidl & Nusser-Müller-Busch, 2007). Zusätzlich kann der Sydne Swallow Questionnaire (SSQ) angewendet werden, um die Einschränkungen aufzugreifen, die von den PatentInnen wahrgenommen werden und wie sich das Ess- und Trinkverhalten im Alltag zeigt (Dwivedi, St.Rose, Chisholm, Georgalas, Bisase, Amen, Kerawala, Clarke &Nutting, 2012).

Mit Hilfe der ICF können dann der genau Funktionsverlust sowie die Einschränkungen im Bereich der Teilhabe von dem behandelnden Sprachtherapeuten dokumentiert werden. Anschließend ist es wichtig, die genauen Ziele der Therapie festzulegen. Im Sinne der ICF sollen diese mit den PatientInnen gemeinsam verfasst werden, um ihre genauen Bedürfnisse berücksichtigen zu können (Grötzbach & Iven, 2009). Dann erst kann mit der Entscheidungsfindung bezüglich der Wahl geeigneter sprachtherapeutischer Maßnahmen begonnen werden, die das Ziel verfolgen „eine bestmögliche Wiederherstellung der Funktion zu erreichen" (Grötzbach & Iven, 2009, p.114) und individuell an den Patienten angepasst werden müssen.

Die Rehabilitation im sprachtherapeutischen Setting umfasst Interventionen, die primär auf eine Verbesserung der Schluckfunktion abzielen und sekundär die Phonations- beziehungsweise Artikulationsfähigkeit verbessern. Dazu wird nach der Methode der Funktionalen Dysphagie Therapie (FDT) vorgegangen, die durch ein integriertes motorisches Training auch die Artikulationsfähigkeit verbessert (Denk-Linnert, 2006). Diese Methode ist für Menschen mit oralen Tumoren geeignet, da die FDT auf einer funktions- und problemorientierten Sichtweise beruht. Unterteilt werden können die funktionellen Interventionsmaßnahmen in drei Bereiche. Der erste Bereich beinhaltet die kausalen Therapieverfahren, wobei eine Restitution der gestörten Funktionen erzielt werden soll. Des Weiteren können, in einem zweiten Bereich, kompensatorische Therapieverfahren angewendet werden, die mit Hilfe von Ersatzstrategien den Schluckvorgang erleichtern sollen. Dazu zählen Kompensationstechniken die von den Betroffenen selbst angewendet werden können. Zu der dritten Kategorie gehören die adaptiven Therapieverfahren, bei denen diätische Maßnahmen erfolgen oder bestimmte Hilfsmittel zum Einsatz kommen, um den schluckgestörten Patienten an seine Umwelt anzupassen (Denk-Linnert, 2006).

Es zeigt sich, dass ein frühzeitiger Therapiebeginn für das Ergebnis von entscheidender Bedeutung ist. Deshalb sollte, wenn möglich, kurze Zeit nach den operativen Maßnahmen, aber noch vor einer onkologischen Therapiemaßnahme, begonnen werden (Seidl & Nusser-Müller-Busch, 2007).

Am Anfang der Therapie bieten sich die kausalen Therapieverfahren an, da sie auf die weiteren Interventionsmaßnahmen vorbereiten und eine Stimulation des Schluckreflexes bewirken. Die Anwendung von Stimuli bietet eine gute Grundlage, um die weiteren Übungen darauf aufzubauen. Diese müssen jedoch auf die organisch-strukturellen Gegebenheiten der PatientInnen abgestimmt werden, um eine schmerz- und nebenwirkungsfreie Anwendung zu gewährleisten. Verwendet werden können dabei jegliche Stimuli wie thermale Reize, Druck, Tapping, Dehnungen, Vibrationen und Berührungen (Motzko & Weinert, 2008). Anschließend werden aktivierende Motilitätsübungen für die am Schlucken und Sprechen beteiligten anatomischen Strukturen durchgeführt, um eine positive Veränderung der sensorischen und motorischen Fähigkeiten zu erreichen. „Übungen zur Verbesserung von Zungenmotilität,

Zungenkraft, Zungenbasisretraktion, der Larynxelevation sowie zur Anbahnung/ Verbesserung des Glottisschlusses werden von [...] [Logemann (1995), Neumann at al (1995) und Daniels (2000)] als wirkungsvoll eingestuft" (Prosiegel, 2003, p.22).

Zu den aktivierenden Motilitätsübungen gehören jegliche Übungen gegen einen statischen oder dynamischen Widerstand (Motzko & Weinert, 2008). In der Literatur lassen sich mehrere Hilfsmittel finden, die dem Therapeuten die Arbeit erleichtern. Zur Aktivierung der Zungenmuskulatur kann beispielsweise mit Druck gegen einen Holzspatel ein Widerstand aufgebaut werden. Aber auch das Oral-Light®-System oder das TheraBite® werden als effektive Übungsgeräte in der Therapie für Menschen mit einem Kopf-Hals-Karzinom aufgeführt. Um nur eine der möglichen Methoden zu nennen, kann nach Mundhöhlenkarzinomen beispielsweise nach dem Prinzip der Propriozeptiven Neuromuskulären Faszilitation (PNF) gearbeitet werden. Hier wird mit verschiedenen Stimuli, aktivierenden Motilitätsübungen und autonomen Mobilitätsübungen gleichzeitig gearbeitet, um die sensomotorischen Bahnen wieder zu aktivieren (Bartolome & Schröter-Morasch, 2006). Diese Übungen sind insbesondere bei den Menschen hilfreich, die strukturelle Beeinträchtigungen im Kopf-Hals Bereich aufweisen (Gaziano, 2002). Des Weiteren werden autonome Mobilitätsübungen durchgeführt, bei denen der Patient selbstständig und ohne die Verwendung von Hilfsmitteln agieren muss. Dazu zählen „motorische Funktionsübungen für die orofaziale Muskulatur, laryngeale Elevationsübungen [und] laryngeale Adduktionsübungen zur Förderung des Glottisschlusses" (Denk-Linnert, 2006, p.409). Aber auch das Üben von Lauten der ersten und dritten Artikulationszone wirken sich positiv auf den Lippenschluss sowie die Zungenrückenelevation aus. Saug- und Blasübungen eignen sich ebenfalls zur Rehabilitation der orofazialen Muskulatur nach Tumorerkrankungen. Insgesamt kommt es zu einer Steigerung der Motilität der oropharyngealen Strukturen, die zu einer Verbesserung der Artikulations- und Schluckfähigkeit führt. Zusätzlich wird auf den Einsatz kompensatorischer Schluckmanöver vorbereitet.

In einem nächsten Schritt werden die kompensatorischen Therapieverfahren mit den PatientInnen erarbeitet. Ziel ist es, „den eigentlichen Schluckvorgang direkt zu beeinflussen und zu verbessern" (Motzko & Weinert, 2008, p.21) sowie das Aspirationsrisiko zu minimieren. Eine Möglichkeit der Kompensation ist die Haltungsmodifikation während des Schluckens. Nach einer oralen Tumorbehandlung ist diese Technik geeignet, da die postoperativen strukturellen Veränderungen durch die Haltungsänderung so optimiert werden, dass der Bolus mit Hilfe der Gravitation problemlos geschluckt werden kann. Veränderungen bezüglich der Haltung führen bei PatientInnen nach behandelten Kopf-Hals Tumoren in 81% der Fälle zu einem Ausbleiben der vorher noch bestehenden Aspirationen (Pauloski, 2009). Dabei kann entweder die Haltung des Kopfes oder aber die Gesamtkörperhaltung variiert werden. Eine aufrechte Position, bei der die Betroffenen im Idealfall in einem 90° Winkel auf einem Stuhl sitzen, bietet dabei die Grundlage für einen optimalen Schluckvorgang (Denk-Linnert, 2006). Für die spezielle Gruppe der Kopf-Hals Tumore sind insbesondere die Haltungsänderungen Anteflexion des Kopfes (Chin-Tuck), Kopfneigung nach hinten (Head Back) und die Kopfrotation zu nennen. Bei dem Chin-Tuck wird das Kinn während des Schluckvorgangs Richtung Brust geneigt. Dadurch kommt es zu einer Verengung des Tracheaeingangs und einer Verschiebung des Zungengrundes und der Epiglottis gegen die Pharynxhinterwand, sodass ein vorzeitiges Abgleiten des Bolus verhindert wird. Erzielt wird damit die „Vermeidung einer prä- und/oder intradeglutitiven Aspiration bei gestörter Schluckreflextriggerung und/oder reduzierter oraler Boluskontrolle" (Motzko & Weinert, 2008). Dabei konnte gezeigt werden, dass die Zahlen des aspirationsfreien Schluckens bei PatientInnen nach erfolgreicher Tumorbehandlung im Kopf-Hals Bereich von 50% bei PatientInnen mit Resektionen der Zungenbasis (Pauloski, 2009) bis zu 90% bei PatientInnen mit oralen und oropharyngealen Resektionen reichen (Logemann, Rademaker, Pauloski & Kahrilas, 1994). Das Risiko einer Bolus-Penetration in den Larynx oder einer Bolus-Aspiration in die Trachea ist insbesondere bei oralen Tumoren deutlich erhöht.

Eine weitere Haltungsmodifikation ist der Head Back. Bei einer auftretenden Xerostomie ist der Transport von Nahrung beispielsweise so beeinträchtigt, dass der Bolus nicht nach hinten in den Pharynx befördert werden kann. Die Neigung des Kopfes in Richtung des Nackens kann mit Hilfe der Schwerkraft zu einer Erleichterung des Bolustransportes führen. Bei 100% der getesteten PatientInnen konnte der Bolus so in den Oropharynx transportiert werden (Pauloski, 2009). Jedoch sollten bei dieser Methode die Schutzmechanismen der Atemwege nicht gestört sein, damit eine prädeglutitive Aspiration ausgeschlossen werden kann. Deshalb ist die Kombination mit anderen Haltungsmodifikationen, wie dem Chin-Down oder den noch folgenden Schluckmanövern, sinnvoll (Bartolome, 1998). Zuletzt folgt die Haltungsmodifikation der Kopfrotation. Dabei wird der Kopf auf die Seite gedreht, die aufgrund der chirurgischen Maßnahmen und/oder einer Radiochemotherapie im Bereich des Pharynx' geschwächt ist. Dadurch kommt es zu einer Verengung des Sinus piriformis, sodass der Transport des Bolus' vorwiegend auf der nicht so stark beeinträchtigten Seite verläuft (Denk-Linnert, 2006). Insbesondere bei PatientInnen mit einseitigen Tumorresektionen, muskulären Schwächen oder Lähmungen ist diese Methode sinnvoll, um einen sicheren Schluckvorgang zu ermöglichen. Die Effektivität der Haltungsmodifikationen wird durch eine Studie bewiesen, die eine Aspirationsfreiheit bei 81% der behandelten Tumorpatienten nach einer Gabe Flüssigkeit aufzeigt (Logemann, Rademaker, Pauloski & Kahrilas, 1994). Aber auch in diesem Fall kann die Kombination mit weiteren Haltungsmodifikationen oder Schluckmanövern zu einer Steigerung der Effektivität führen. Besonders die Kombination mit dem Chin-Down ist bei PatientInnen nach behandelten Mundhöhlenkarzinomen effektiv (Bartolome, 2006).

Zu der zweiten großen Gruppe der Kompensationstechniken gehören die Schluckmanöver. „Durch das Einüben von speziellen Schluckmanövern wird über die Willkürmotorik Ein-
fluss auf die reflektorische, pharyngeale Phase genommen" (Hotzenköcherle, 2010, p.27).
Durch die direkten Einwirkungen auf die Schluckphysiologie kommt es zu einer Steigerung
der Effizienz und der Sicherheit, nicht zu aspirieren. Nicht jede kompensatorische Schlucktechnik ist für jeden Betroffenen gleich gut geeignet. Dies muss von den anatomischen und
physiologischen Gegebenheiten abhängig gemacht werden. In der Literatur lassen sich speziell für Menschen nach einer Tumorbehandlung im oropharyngealen Bereich wirkungsvolle
Manöver finden. Dazu gehören das Kräftige Schlucken (Effortful Swallow), das Supraglottische Schlucken, das Super-Supraglottische Schlucken und das Mendelsohn-Manöver
(Motzko & Weinert, 2008). Beim dem Effortful Swallow wird der Patient dazu aufgefordert
den Schluck durch einen zusätzlichen Kraftaufbau zu unterstützen, indem alle Muskeln an-
gespannt werden. Es kommt zu einer Förderung der Bewegung des Zungengrundes, die zu
einer Verbesserung des Bolustransportes in der pharyngealen Phase führt. Das Risiko einer
möglichen Residuenbildung in den umliegenden Strukturen kann so reduziert werden. Bei
Menschen mit Kopf-Hals-Tumoren kann gezeigt werden, dass ein höherer pharyngealer
Druck erzeugt wird und es zu einer Verbesserung des sicheren Bolustransportes führt. Im
Vergleich zu anderen Manövern kann bei dieser Patientengruppe gezeigt werden, dass es
zu geringeren pharyngealen Residuen kommt (Lazarus, Logemann, Wook Song, Rademaker
& Kahrilas, 2002).

Eine weitere Methode ist das Supraglottische Schlucken. Diese Methode wird angewendet, um die tiefen Atemwege durch den Verschluss des Larynx auf Ebene der Glottis vor
Aspirationen zu schützen. Dazu muss der Patient seinen Atem anhalten, Schlucken und
noch vor dem nächsten Einatmen willkürlich husten oder sich räuspern. Danach wird noch
einmal leer nachgeschluckt, um mögliche Residuen zu beseitigen. Insbesondere für Menschen mit behandelten Mundhöhlenkarzinomen ist diese Methode effektiv, da die laryngealen Strukturen meist nicht in Mitleidenschaft gezogen werden und somit aktiv verwendet
werden können. Lazarus, Logeman und Gibbons (1993) konnten in ihrer Studie zeigen, dass
das Supraglottische Schlucken positive Effekte auf den Schluckvorgang bei Menschen mit
oralen Tumoren haben kann. Je nachdem wie stark die Beeinträchtigungen sind, kann diese
Methode aber nicht für jeden sinnvoll sein. In diesem Fall kann die Anwendung des Super-
Supraglottischen Schluckens verwendet werden, um einer Aspiration entgegenzuwirken. Das
Manöver verläuft wie das zuvor vorgestellte Supraglottische Schlucken, mit dem Unterschied, dass während des Schluckvorgangs ein zusätzlicher Druck mit einer körperunterstüt-
zenden Bewegung erzeugt wird. Dies führt zu einem zusätzlichen Verschluss der Taschen-
falten und des aryepiglottischen Sphinktermechanismusses. So kann einer prädeglutitiven
Aspiration bei verminderter Schluckreflextriggerung oder nicht ausreichendem Glottisschluss

vorgebeugt werden. Bei PatientInnen mit oralen Tumoren kann festgestellt werden, dass die Atemwege nicht nur früher verschlossen werden, sondern auch eine bessere Elevation des Hyoid und des Larynx hervorgerufen wird, als ohne Anwendung der Kompensationstechnik (Logemann, Pauloski, Rademaker & Colangelo, 1997). Aufgrund dessen kann das Aspirationsrisiko verringert werden.

Im Gegensatz zu dem Supraglottischen Schlucken dient das Mendelsohn-Manöver der Verlängerung der Larynxelevation, die eine längere Öffnungszeit des oberen Ösophagussphinkters zur Folge hat. Hat der Betroffene also eine verlängerte pharyngeale Transportphase, ist diese Methode sehr effektiv. Während des Schluckvorganges wird der Larynx noch einige Sekunden oben gehalten. Dazu wird der Zungenrücken nach dem Auslösen des Schluckens an den Gaumen gerückt. In der Literatur konnten allerdings Informationen gefunden werden, dass bei PatentInnen mit oralen Tumoren, Schwierigkeiten bei der Verwendung dieser Schlucktechnik auftreten können. Der Grund ist die meist reduzierte Elevationsmöglichkeit der Zunge durch Beeinträchtigungen des Zungenrückens und/oder des Zungengrundes (Motzko & Weinert, 2008). Bei dieser Methode ist aber ein erhöhter Stempeldruck der Zunge notwendig, um effektiv angewendet werden zu können. Wie bei den anderen Kompensationstechniken muss der Sprachtherapeut individuell entscheiden, welche Methoden sich bei den anatomischen Gegebenheiten eignen und welche ausgeschlossen werden können.

Nachdem es mit Hilfe der Kompensationstechniken gelingt den Speichel sicher zu schlucken, kann ergänzend mit den adaptiven Therapieverfahren begonnen werden. Die Platzierung des Bolus, diätische Maßnahmen oder aber die Verwendung von Hilfsmitteln können hier zu einer Verbesserung der Dysphagie führen. Zunächst kann durch die gezielte Platzierung der Nahrung in der Mundhöhle ein sicherer Schluckvorgang erleichtert werden. Die Nahrung wird dann auf dem Teil der Zunge platziert, der am wenigsten beeinträchtigt ist, um eine Verbesserung des Bolustransportes in der oralen Phase zu erzielen (Denk-Linnert, 2006). Bei Patienten mit oralen Tumoren ist die Positionierung von der Beeinträchtigung der Zungenbeweglichkeit abhängig. Ist die Motilität stark gestört, sollte der Bolus eher im hinteren Bereich der Zunge platziert werden. Um den Vorgang für den Therapeuten zu vereinfachen können Hilfsmittel wie Spatel, Pipetten, Spritzen oder Schiebelöffel verwendet werden (Denk-Linnert, 2006). Außerdem kann die Nahrung selbst in ihrer Konsistenz, der Temperatur, dem Volumen oder dem Geschmack modifiziert werden. Bei einem erhöhten Aspirationsrisiko kann dieses mit der Veränderung der Speisen vermindert werden. Die Veränderung der Viskosität/Fluidität ist dabei die wichtigste diätische Maßnahme. Grundsätzlich gilt: „Je flüssiger die zu schluckende Speise [...], desto höher wird die Fließgeschwindigkeit und desto schwieriger die Kontrolle [...]" (Motzko & Weinert, 2008, p.24). Es kommt zu einer schnellen Verteilung der Flüssigkeiten im oropharyngealen Bereich, die die Handhabung erschwert und das Risiko einer Residuenbildung in den Narbenfalten oder anderen Strukturen erhöht. Die folgende Tabelle soll die Anpassung der Nahrungskonsistenzen an die jeweilige gestörte Schluckphase verdeutlichen:

Tabelle 5: Anpassung der Nahrungskonsistenzen an die gestörte Schluckphase

Schluckphase	Mögliche Störung	Geeignete Konsistenz
Orale Vorbereitungsphase	Verminderte orale Boluskontrolle (gestörter Mundschluss, unzureichende Zungenschüsselbildung oder Abweichen in die Wangentaschen)	• breiig • dickflüssig • fest
	Kaustörungen	• breiig • dickflüssig • flüssig
Orale Transportphase	Gestörter oraler Bolustransport	• flüssig • nektarartig
	Reduzierte Zungenschubkraft/ Zungenbasisretraktion	• flüssig • nektarartig
Übergang von der oralen zur pharyngealen Phase	Verzögerte Triggerung des Schluckreflexes	• breiig • dickflüssig
Pharyngeale Phase	Reduzierte pharyngeale Kontraktion	• flüssig
	Insuffizienter velopharyngealer Abschluss	• eher breiig, visköser
	Unvollständiger laryngealer Verschluss	• breiig • dickflüssig

(Motzko & Weinert, 2008, p.23)

Für die spezielle Gruppe der PatientInnen mit Mundhöhlenkarzinom empfiehlt es sich, die Speisen und Flüssigkeiten dickflüssig bis nektarartig beziehungsweise breiig anzubieten, da die Dysphagie in den meisten Fällen in der oralen und pharyngealen Phase zu verorten ist. Die Einschränkungen liegen dann aufgrund einer verminderten Zungenmotilität bei der Fähigkeit den Bolus adäquat zu kontrollieren und ihn durch eine reduzierte Zungenschubkraft in den Oropharynx zu transportieren. Nahrungsmittel, die eine hohe Gleitfähigkeit haben, eignen sich hier besonders gut, um den oralen Transport zu vereinfachen. Zusätzlich sollte die Menge der Bolusgabe nicht zu gering gewählt werden, da ein größerer Bolus für PatientInnen mit Sensibilitätsstörungen einen größeren sensorischen Input in der Mundhöhle liefert (Pauloski, 2009). Bei zu kleinen Mengen ist die Gefahr der reduzierten Schluckreflextriggerung erhöht, da es keiner für den Körper physiologischen Menge entspricht. In einer Studie konnte gezeigt werden, dass die Anpassung der Nahrungskonsistenzen positive Effekte bezüglich der Verminderung von Aspirationen bei dysphagischen PatientInnen aufweist (Kuhlmeier, Palmer & Rosenberg, 2001). Dabei wird herausgestellt, dass dünne Flüssigkeiten insgesamt mehr aspiriert werden als angedickte Flüssigkeiten und angedickte Flüssigkeiten häufiger aspiriert werden, als stark angedickte Flüssigkeiten. Es empfiehlt sich demnach die Flüssigkeiten für Menschen mit Mundhöhlenkarzinomen, wie oben bereits genannt, dickflüssig bis nektarartig anzubieten, um das Aspirationsrisiko zusätzlich zu minimieren. Bei den Übungen und Techniken, die der Patient selbstständig anwenden kann, ist es wichtig, dass diese mehrmals am Tag angewendet werden und wenn möglich von einem Angehörigen überwacht werden. Eine ausreichende Beratung und Anleitung der Angehörigen durch die SprachtherapeutInnen ist daher sehr wichtig. Nur so können Verbesserungen erzielt und das Aspirationsrisiko vermindert werden (Block, 2009).

Die Anpassung der Nahrung kann nicht nur über die Konsistenzveränderung erfolgen, sondern auch die Veränderung der Temperatur kann Verbesserungen bezüglich des Schluckvorgangs erzielen. Bei einer Störung der intraoralen Sensibilität bietet es sich an, den Bolus deutlich kälter oder wärmer als die Körpertemperatur anzubieten, da ein körperwarmer Bolus schwieriger wahrzunehmen ist (Motzko & Weinert, 2009). Ein Nebeneffekt ist die Verbesserung der Schluckreflextriggerung. Durch die Verwendung unterschiedlicher Geschmackrichtungen lässt sich die Konsistenz des Speichels beeinflussen. Speisen, die sehr säurehaltig oder würzig sind, führen dazu, dass der Speichel dünnflüssig wird und leichter geschluckt werden kann. Die Verwendung von süßen Speisen sollte eher vermieden werden, da sie den Speichel mukös und zäh werden lassen und dadurch den Schluckvorgang erschweren. Bei vielen PatientInnen kann es zu einer Überempfindlichkeit von säurehaltigen oder scharfen Nahrungsmitteln kommen. Salzige Produkte werden dann häufig als unangenehm empfunden (Seidl & Nusser-Müller-Busch, 2008). Die SprachtherapeutInnen müssen demnach im Einzelfall entscheiden, welche Nahrung für die PatientInnen geeignet ist und in welcher Konsistenz diese adäquat geschluckt werden kann. Bei den PatientInnen, die nicht mit einer PEG versorgt werden, muss zusätzlich darauf geachtet werden, dass eine ausreichende Kalorienzufuhr gesichert ist und es nicht zu Mangelerscheinungen kommt. Insbesondere bei der adaptiven Maßnahme der Nahrungsanpassung ist es wichtig, die Angehörigen mit einzubeziehen und über genau Details zu informieren, um eine sichere Nahrungsaufnahme auch in Abwesenheit der TherapeutInnen zu gewährleisten.

Der Einsatz von geeigneten Hilfsmitteln ist ein weiterer Punkt, der den Schluckvorgang erleichtern kann. Die oben aufgeführten Hilfsmittel bei der Platzierung der Nahrung können auch allgemein verwendet werden, um die Zufuhr zu erleichtern. Ein Glossektomie-Löffel eignet sich beispielsweise auch bei Menschen mit Mundhöhlenkarzinomen, um die Störungen der Zungenmotorik und –sensibilität auszugleichen (Denk-Linnert, 2006). Um die Anteflexion des Kopfes beibehalten zu können, kann ein Becher mit ausgeschnittener Nasenkerbe dienen. Dies ist hilfreich, wenn die orale Boluskontrolle beeinträchtigt ist, um einem Leaking und einer möglichen prädeglutitiven Aspiration vorzubeugen (Motzko & Weinert, 2008). Des Weiteren kann eine Prothesenversorgung die Nahrungsaufnahme ermöglichen, beziehungsweise erleichtern. Da bei Mundhöhlenkarzinomen meist die Beweglichkeit der Zunge in Mitleidenschaft gezogen wird, kann durch den Sprachtherapeuten eine Gaumenprothese beantragt werden. So kann wieder ein Kontakt zwischen Gaumen und Zunge hergestellt werden, um eine Verbesserung der oralen Boluskontrolle und des Bolustransports zu erzielen (Pauloski, 2009). Ein weiterer Faktor, der die Wahl der Interventionsmaßnahmen beeinflusst, ist das bei einigen Menschen angelegte Tracheostoma. In Form eines Trachealkanülen-Managements muss den PatientInnen der Umgang mit der Kanüle näher gebracht werden. Dazu zählt die Aufklärung über das Absaugen, Abhusten und die Kanülenversorgung. Für die Dysphagietherapie kann eine Trachealkanüle einige Vorteile mit sich bringen (Motzko, Mlynczak & Prinzen, 2004). Beispielsweise ist es möglich, durch die Absaugung eventuelle Aspirationen zu verhindern sowie Informationen über die Menge des aspirierten Bolus zu erhalten. So können die eingesetzten Verfahren nach ihrer Effizienz beurteilt werden.

Für die SprachtherapeutInnnen besteht die Aufgabe darin, geeignete Interventionsmaßnahmen zur Erleichterung des Schluckvorgangs zu finden, die individuell auf die Gegebenheiten abgestimmt werden und das Aspirationsrisiko für die PatenInnen so weit wie möglich minimieren. Um eine Effektivität der angewendeten Methoden zu gewährleisten, ist eine regelmäßige Überwachung der Interventionsmaßnahmen mit Hilfe einer Videofluoroskopie, oder anderen bildgebenden Verfahren, sinnvoll (Gaziano, 2002). So kann im Sinne der evidenz-basierten-Praxis die Überprüfung der Effizienz erfolgen. Die Verfahren können zusätzlich als Biofeedback-Methode angewendet werden, um dem Betroffenen eine Rückmeldung über die Effizienz seiner angewendeten Technik zu geben (Motsch, 2005). Da die notwendigen Gerätschaften nicht immer vorhanden sind, ist eine akustische Kontrolle von Seiten des Therapeuten wichtig, um eine mögliche Penetration zu erkennen, beziehungsweise auszuschließen. Dazu lässt man die PatientInnen ein langgezogenes /a/ phonieren oder ihn von eins bis fünf zählen. Hat sich der Stimmklang geändert, kann von einer Penetration auf Glottisebene ausgegangen werden. Besteht der Verdacht eines erhöhten Aspirationsrisikos oder folgen Pneumonien, kann eine Temperaturkurve angelegt werden. So kann herausgefunden werden, ob nach den therapeutischen Einheiten das Fieber steigt und somit eine Aspiration bewiesen ist. Die Effektivität der genannten Interventionsmaßnahmen kann anhand einer Studie abgelesen werden, „in der die posttherapeutische Mortalität nach Abschluss der Strahlentherapie von 15% auf 0% gesenkt werden konnte", nachdem schlucktherapeutische Maßnahmen durchgeführt wurden (Seidl & Nusser-Müller-Busch, 2007, p.850).

Nicht nur die Steigerung der funktionellen Fertigkeiten gehört zu den Aufgaben eines Sprachtherapeuten, sondern auch die Wiederherstellung der Teilhabe an der sozialen Gesellschaft soll durch die Anwendbarkeit der Therapieverfahren im Alltag gewährleistet werden. Eng damit verbunden ist eine Verbesserung der Lebensqualität. Denn nur, wenn der Patient sich unter all den genannten Umständen einigermaßen wohlfühlt, kann eine erfolgreiche Wiedereingliederung in die Gesellschaft gelingen. Mit Hilfe der ICF können die Aktivitäts- und Partizipationseinschränkungen mit der genauen Codierung aufgelistet werden. Dadurch wird ein Überblick über die Bereiche verschafft, an denen im sprachtherapeutischen Setting gearbeitet werden muss. Um die vorliegenden Einschränkungen messen zu können, werden in der Literatur die Schluckbeeinträchtigungsskala (SBS) von Prosiegel et al (2002), sowie der Swallow Quality-of-Life Questionnaire (SWAL-QOL) von McHorney et al (2000) aufgeführt. Beide Verfahren gehen ausschließlich auf die Einschränkungen der oralen Nahrungszufuhr ein und sind psychometrisch abgesichert. Im Folgenden soll näher auf den SWAL-QOL eingegangen werden, da bei der Entwicklung des Testverfahrens Menschen mit Kopf-Hals Tumoren mit einbezogen werden und er für oropharyngeale Dysphagien gemacht ist.

Der SWAL-QOL ist eine Fragebogenkonstruktion die aus 44 Items besteht und die folgenden Bereiche umfasst: Belastung, Dauer der Nahrungsaufnahme, Störungen der Nahrungsaufnahme, Symptomfrequenz, Nahrungsauswahl, Kommunikation, Ängste, psychische Verfassung, Geselligkeit, Müdigkeit und Schlaf. Um die therapeutischen Ratschläge und die Zufriedenheit der PatientInnen zu erfassen kann zusätzlich der SWAL-CARE zur Rate gezogen werden (McHorney, Robbins, Lomax, Rosenbek, Chignell, Kramer & Bricker, 2002). Mit diesem Messinstrument kann die genaue Einschätzung der Lebensqualität und Teilhabe des Patienten herausgestellt werden. Für SprachtherapeutInnen ist es sinnvoll, den Fragebogen in zeitlichen Abständen durchzuführen, um mögliche Verbesserungen der PatentInnen feststellen zu können. Anhand dessen können die Therapieziele angepasst und in eine Hierarchie gebracht werden, nach der sich die Interventionsmaßnahmen richten können. Insbesondere bei Menschen mit Mundhöhlenkarzinomen ist dies wichtig, da die Prioritäten bei Therapeut und PatientIn nicht immer gleich sein müssen.

Sind die Einschränkungen der Lebensqualität und sozialen Teilhabe erfasst, müssen nun geeignete sprachtherapeutische Maßnahmen ausgewählt werden. In erster Linie geht es darum, soziale Rückzugstendenzen nach der Tumorerkrankung zu verhindern (Bartolome & Schröter-Morasch, 2006). Durch geeignete Artikulationsübungen oder den Einsatz von Unterstützter Kommunikation, kann eine Verbesserung der Kommunikationsfähigkeit erreicht werden. Auch eine Verbesserung der Dysphagie kann durch geeignete sprachtherapeutische Maßnahmen erreicht werden, aber kann mit diesen Methoden die soziale Teilhabe positiv beeinflusst werden? Fühlt der Betroffene sich anschließend so wohl, dass er sich zurück in die Öffentlichkeit traut? Hier kommen die Grenzen der sprachtherapeutischen Interventionsmöglichkeiten zum Vorschein.

3.3. Grenzen sprachtherapeutischer Interventionen

Auf den ersten Blick ergeben sich viele Möglichkeiten einer Dysphagie und/oder Dysglossie entgegenzuwirken. Jedoch werden dem auch Grenzen gesetzt, denn nicht alle vorher vereinbarten Ziele können durch sprachtherapeutische Interventionen erreicht werden. Ein großer Grenzbereich ist die Verbesserung der sozialen Teilhabe. In Bezug auf die Schluckfähigkeit lässt sich folgende Definition mit der Codierung d550 in der ICF, im Bereich der Partizipation, finden: „Die koordinierten Handlungen und Aufgaben durchzuführen, die das Essen servierter Speisen betreffen, sie zum Mund zu führen und auf kulturell akzeptierte Weise zu verzehren [...]" (Deutsches Institut für Medizinische Dokumentation und Information, 2008, p.111). Eine ähnliche Definition lässt sich auch für das Trinken finden. Wichtig ist in diesem Zusammenhang die Formulierung „auf kulturell akzeptierte Weise". Anhand der Definitionen lassen sich zwar Ziele für die Dysphagietherapie ableiten, jedoch ist eine Verbesserung der Partizipation schwierig. Die erlernten Schluckmanöver und Haltungsänderungen sind nicht alltagstauglich (Gröne, 2009). Es sind keine Studien in der Literatur vorhanden, die eine Steigerung der Teilhabe nach einer sprachtherapeutischen Arbeit belegen. Zudem gibt es kein Übungsprogramm, das in Form eines in-vivo Trainings den Umgang mit der vorhandenen Beeinträchtigung in der Öffentlichkeit, beziehungsweise im engeren sozialen Umfeld, umfasst. Die psychische Belastung überwiegt, sodass es sinnvoll sein kann, einen Psychotherapeuten mit einzubinden, da diese Aufgabe nicht von den SprachtherapeutInnen geleistet werden kann. In einer Studie kann eine starke Minderung der Lebensqualität in Bezug auf das Kauen, Schlucken und Sprechen nach den durchgeführten medizinischen Maßnahmen bei über 50% der PatentInnen aufgezeigt werden (Schultze, Schillmöller, Roldán, Wiltfang und Kimmig, 2006). Die Grenzen der Sprachtherapie müssen hier klar erkannt werden und die Therapieziele müssen an die Möglichkeiten sprachtherapeutischer Interventionen angepasst werden (Gröne, 2009).

Nicht nur in Bezug auf die Verbesserung der Teilhabe werden SprachtherapeutInnen Grenzen gesetzt. Die meist schwerwiegenden Folgen der operativen Eingriffe, so wie der Radio- und Chemotherapie, können sich negativ auf die Erreichung der sprachtherapeutischen Ziele auswirken. Im Verlauf der Therapie können Wundheilungsstörungen oder andere Nebenwirkungen auftreten, die die Therapie limitieren. Bei Lappenplastiken, die zur Defektdeckung verwendet werden, kann es beispielsweise in Folge von Motilitätsübungen zu Blutungen oder Narbenlösungen kommen. Dann sollten die restituierenden Therapieverfahren für eine gewisse Zeit beendet werden. Außerdem können bestimmte Stimuli wie Druck oder Kälte hier einen gegenteiligen Effekt erzielen und sollten deshalb vermieden werden (Motzko & Weinert, 2008). In einer Arbeit wird gesagt, dass bei Menschen mit Karzinomen im Kopf-Hals Bereich nur kompensatorische Therapiemaßnahmen verwendet werden können, um die Schluckfähigkeit positiv zu beeinflussen (Seidl & Nusser-Müller-Busch, 2007). Eine Restitution ist aufgrund zahlreicher chirurgischer beziehungsweise radiotherapeutischer Nebenwirkungen und strukturell-funktioneller Beeinträchtigungen nicht möglich. Es wird gesagt, dass „die durch eine unzureichende operative Rekonstruktion oder eine ausgeprägte Mukositis, Xerostomie und Fibrosierung entstandene Bewegungseinschränkung oder Sensibilitätsstörung […] durch eine Übungstherapie nicht aufgehoben werden [kann]" (Seidl & Nusser-Müller-Busch, 2007, p.850). Als Folge der Rekonstruktionsverfahren kann es des Weiteren nach einer Lappenplastik zu einer Schrumpfung des Transplantats kommen. Dies führt zu einer deutlichen Verschlechterung der Schluckfähigkeit (Bloching & Berghaus, 2006).

Van der Molen et al (2011) konnten in ihrer Studie aufzeigen, dass Präventionsmaßnahmen eine Dyspagie bei Betroffenen mit einem Kopf-Hals-Tumor nicht vermeiden können, jedoch können die Folgesymptomatiken reduziert werden. Die Therapeuten müssen sich also im Klaren sein, dass sich eine Dysphagie in den meisten Fällen nicht verhindern lässt und bisherige Therapieergebnisse durch anschließende Radiochemotherapie revidiert werden können. Trotz der Möglichkeiten sprachtherapeutischer Interventionen ist es in Einzelfällen nicht möglich, eine Wiederherstellung des Schluckvermögens, sowie eine Aspirationsfreiheit herzustellen. Handelt es sich um einen sehr großen Organdefekt und kommt es zu Nebenwirkungen der weiteren Behandlungsarten, kann es zu einer chronischen Dysphagie kommen, mit der der Betroffene ein Leben lang umgehen muss. Als SprachtherapeutIn muss man sich die Zahlen genau vor Augen führen, um zu wissen, welch schwierigem Thema man sich widmet: „Ca. 20% aller Tumorpatienten werden nach Abschluss der Therapie dauerhaft auf eine alleinige Sondenernährung angewiesen sein, von den verbliebenen Patienten werden 30-80% aspirieren, ca.10-15% der Patienten werden in Folge der Aspirationen im Verlauf von 3-5 Jahren versterben" (Seidl & Nusser-Müller-Busch, 2007, p.850). In diesem Fall muss der behandelnde Sprachtherapeut schauen, welche Interventionsmaßnahen möglich sind und wie trotz der vielen Einschränkungen die Lebensqualität verbessert werden kann, damit die PatientInnen sich besser fühlen (Schulz, 2007). Werden die Grenzen betrachtet, die den SprachterapeutInnen gesetzt werden können, so muss die Überlegung in Erwägung gezogen werden, ob eine Therapiepause oder die Beendigung der Therapie im Einzelfall nicht die bessere Wahl ist. Rückschläge und eine Stagnation der Therapie können zu großen psychischen Belastungen führen. Im weiteren Vorgehen muss der Patient seine Wünsche genau definieren und der behandelnde Sprachtherapeut muss genau abwägen, ob diese Ziele erreicht werden können und wenn ja, mit welchen Möglichkeiten.

3.4. Die wichtigsten Rechercheergebnisse

Es konnte gezeigt werden, dass die Folgen nach einer oralen Tumorbehandlung nicht zu unterschätzen sind. Ein Großteil der Patientengruppe leidet unter schweren Dysphagien (Nguyen, Frank, Moltz, Millar, Smith, Dutta et al, 2008) und Sprechstörungen (Kreeft, van der Molen, Hilgers & Balm, 2009). Auch die Langzeitstudien bezüglich der Auswirkungen von operativen Maßnahmen, Radio- und Chemotherapie sind wichtig, um den Zeitraum der Beeinträchtigungen einschränken zu können. Die Ergebnisse dieser Arbeit zeigen, dass es bei vielen PatientInnen zu einem chronischen Verlauf der Dysphagie kommen kann und ein Leben lang mit den Folgen umgegangen werden muss. Für die sprachtherapeutische Praxis ist das ein wichtiger Faktor, um die Ziele und Behandlungsmöglichkeiten bestimmen zu können. Des Weiteren konnten Effektivitätsstudien gefunden werden, die sich mit den Interventionsmaßnahmen bei Kopf-Hals-Tumoren und speziell bei oralen Tumoren beschäftigt haben (Lazarus et al, 1993; Logemann et al, 1994; Pauloski, 2009). Dabei werden einzelne restituierende und kompensatorische Therapieverfahren untersucht und auf ihre Effektivität im Allgemeinen und bei einer speziellen Patientengruppe hin untersucht. Einzelne Schluckmanöver und Haltungsmodifikationen führen bei Patienten mit oralen Tumoren zu einer Reduktion der vorher noch vorhandenen Aspirationen von Flüssigkeiten und anderen Nahrungskonsistenzen (Pauloski, 2009). So konnten genaue Interventionsmöglichkeiten für die Praxis aufgezeigt werden. Zusätzlich konnte aber herausgestellt werden, dass es insbesondere bei so speziellen Dysphagien und Dysglossien jeweils eine Einzelfallentscheidung ist, die mit Hilfe von bildgebenden Verfahren in ihrer Effizienz geprüft werden muss.

Insgesamt konnte durch die Literaturrecherche belegt werden, dass das Feld der sprachtherapeutischen Interventionen für Menschen mit Mundhöhlenkarzinomen ein sehr großes ist. Durch immer neue Techniken und Anwendungen im medizinischen Alltag, kommt

es auch zu neuen Nebenwirkungen, die die Arbeit der SprachtherapeutInnen negativ beeinflussen können. Ein weiteres wichtiges Ergebnis ist, dass viele Methoden der Dysphagie-
und Dysarthrietherapie bei neurogenen Störungen auf die Therapie von Menschen mit
Mundhöhlenkarzinomen übertragen werden können. Dadurch findet eine Erweiterung der
therapeutischen Interventionsmöglichkeiten statt, da keine speziellen Konzepte für orale Tumore vorhanden sind. Möglichkeiten und Grenzen werden in der Literatur zahlreich be-
schrieben und können auf die sprachtherapeutische Praxis übertragen werden.

3.5. Anwendung auf das Fallbeispiel

Mit Hilfe ausgewählter Literaturergebnisse konnte aufgezeigt werden, welche sprachtherapeutischen Möglichkeiten und Grenzen bei der Behandlung von Menschen mit Mundhöhlenkarzinomen bestehen. Dabei wurde mehrmals erwähnt, dass die Wahl der Interventionsmaßnahmen für jeden Einzelfall gesondert getroffen werden muss und die Ziele der
Sprachtherapie individuell an die PatientInnen angepasst werden sollen. Die allgemeinen
Ergebnisse werden nun auf das Fallbeispiel übertragen, um die Möglichkeiten und Grenzen
auf den Einzelfall zu beziehen und Rückschlüsse für die sprachtherapeutische Praxis herauszustellen zu können. Durch die Verwendung der ICF können die Ziele für die Therapiemaßnahmen von Frau P. festgelegt werden. In der Zielsetzung sind die dazu benötigten Therapieverfahren bereits integriert. Dabei wurden jene Methoden ausgewählt, bei denen die Effektivität bei Menschen mit Mundhöhlenkarzinomen aufgezeigt werden kann.

Tabelle 6: Ziele der Sprachtherapie bei Frau P.

ICF-Komponente	ICF-Code	Ziele
Artikulation (Körperfunkti-on)	b320.3	deutlichere Bildung der Laute (vor allem /k,g,t,d/), durch Verbesserung der Zungenmotorik
Handhabung von Speisen im Mund (Körperfunktion)	b103.4	Anpassung der Nahrungskonsistenz (nektarartig)
Orales Schlucken (Kör-perfunktion)	b50150.4	Verminderung des vorzeitigen Abgleiten des Bo-lus durch Haltungsänderung (Chin-Down)
Pharyngeales Schlucken (Körperfunktion)	b51051.4	Reduktion von Penetrationen /Aspirationen durch Schluckmanöver (Super-Supraglottisches Schlu-cken, Mendelsohn-Manöver, Effortful-Swallow)

Muskeln des Kopfes und der Halsregion (Körperstrukturen)	s7104.3	Steigerung des Muskeltonus durch restituierende Verfahren (gegen Widerstand mit Oral-Light®-System und individuell angepasstes Übungsprogramm anfertigen)
Kommunizieren als Sender (Aktivität)	d330-d349	längere Gespräche mit Angehörigen führen, mit Angehörigen telefonieren
Sich mit einer Person unterhalten (Aktivität)	d350.3	außerhalb der Wohnung mit einem Fremden unterhalten (z.b.Brötchen beim Bäcker kaufen)

4. Diskussion

Auf den ersten Blick lässt sich erkennen, dass von den Ergebnissen der Literaturrecherche auch in der Praxis Gebrauch gemacht werden kann und diese bei einer fachlichen Kompetenz von den SprachtherapeutInnen angewendet werden können. Wichtig ist, dass die Ziele gemeinsam mit den PatientInnen, in diesem Fall mit Frau P., entwickelt werden, um einen Schwerpunkt der Interventionsmaßnahmen setzen zu können und alle Bedürfnisse zu berücksichtigen (Grötzbach & Iven, 2009). Nur so ist ein gutes Gelingen der sprachtherapeutischen Arbeit möglich.

Betrachtet man das Fallbeispiel, so lässt sich erkennen, dass die restituierenden Therapieverfahren zunächst einmal gut umsetzbar sind. Dabei kann ein individueller Plan erstellt werden, der tägliche Übungen für Frau P. bereitstellt. Während der sprachtherapeutischen Einheit kann dann gegen einen Widerstand gearbeitet werden. Jedoch muss sich auch hier die Frage gestellt werden, inwieweit die Funktionen im oralen Bereich wiederherstellbar sind. Laut Seidl & Nusser-Müller-Busch (2007) können durch operative und/oder radiochemotherapeutische Maßnahmen verursachte Funktionseinschränkungen nicht wieder behoben werden. Ein Gegenbeispiel bietet dieses Fallbeispiel, da sich auch nach einem Jahr noch leichte Verbesserungen, insbesondere im Bereich der Zunge, erkennen lassen. Auch in anderen Studien konnten Verbesserungen in Bezug auf die Motilität gezeigt werden, sodass geschlussfolgert werden kann, dass diese Übungen nicht ausgelassen werden sollten. Kleine Veränderungen tragen ebenfalls zu einer Verbesserung der Lebensqualität bei.

Die Nahrungsanpassung ist ein weiterer Faktor, der bei Frau P. angewendet werden kann. Flüssigkeiten sind zurzeit sehr schwer im oralen Bereich zu kontrollieren. Das Andicken der Flüssigkeiten kann zu einer Verbesserung der Handhabung im Mund führen. Jedoch wird dadurch der orale Transport erschwert. Mit Hilfe eines zusätzlichen Chin-Downs kann einem Leaking entgegengewirkt werden. Dabei muss überprüft werden, inwieweit das Manöver umgesetzt werden kann, da Vernarbungen im Bereich des Unterkiefers und die

Trachealkanüle die Anteflexion des Kopfes einschränken können. Die Kombination mit einer Seitwärtsdrehung des Kopfes kann hier Abhilfe schaffen. Da eine Trachealkanüle vorhanden ist, kann durch Einfärben des Bolus' und einem Absaugen durch das Tracheostoma nach dem erfolgten Schluckvorgang eine Überwachung der möglichen Aspirationen erfolgen (Denk, 1999). So kann die Effektivität der angewendeten Methode sichergestellt werden oder gegebenenfalls kann die Methode weiter variiert werden, bis ein sicherer Schluckvorgang möglich ist. Sind die organisch-strukturellen Einschränkungen und die posttherapeutischen Nebenwirkungen sehr groß, kann es auch dazu kommen, dass die kompensatorischen Maßnahmen keine Wirkung zeigen und kein sicherer Schluck erreicht wird (Seidl & Nusser-Müller-Busch, 2007). Dann muss genau überlegt werden, ob ein Trachealkanülenmanagement in Form einer geblockten Trachealkanüle nicht das bessere Vorgehen ist, bis ein aspirationsfreies Schlucken möglich ist.

Die Verbesserung der Artikulation ist ebenfalls ein Teilziel des Fallbeispiels. In der Literatur lassen sich kaum Therapieansätze zur Verbesserung der Artikulation bei Mundhöhlenkarzinomen finden. Dies liegt zum einen daran, dass die Artikulationsfähigkeit nur in wenigen Fällen so stark betroffen ist, wie bei Frau P. und zum anderen die restituierenden Übungsprogramme gleichzeitig die Sprechfunktion durch die Mobilisation der Zunge verbessern. Um sich hier weiterzuhelfen, können Übungen aus dem Bereich der Dysarthrietherapie gewählt werden. Jedoch sind diese für Menschen mit Mundhöhlenkarzinomen nicht durch Studien belegt und somit kann das Evidenz-basierte Vorgehen nicht gewährleistet werden. Eine weitere Erforschung der artikulationsverbessernden Maßnahmen bei Mundhöhlenkarzinomen wäre daher wünschenswert (Schuster & Stelzle, 2012).

Des Weiteren lassen sich anhand der Ziele bei dem Fallbeispiels keine genauen Einschränkungen feststellen, die die Therapie limitieren können, wie beispielsweise sich noch verändernde anatomische Gegebenheiten. Bei Frau P. haben sich nach der Strahlentherapie noch einmal deutliche Verschlechterungen des Schluckvermögens gezeigt. Die zuvor gut schluckbaren Konsistenzen bereiten nun wieder mehr Schwierigkeiten. Mit Hilfe der oben aufgeführten Haltungsänderungen und Schluckmanöver, kann hier eine Verbesserung des Vorgangs erreicht werden. Es muss jedoch überprüft werden, ob es bezüglich der Umsetzung durch das entstandene Narbengewebe Einschränkungen gibt (Denk-Linnert, 2006). Deshalb ist es wichtig, dass die SprachtherapeutInnen über das nötige Wissen im Umgang mit Menschen nach entfernten oralen Tumoren verfügen und sich über die möglichen Nebenwirkungen im Klaren sind. Bei Frau P. müssen alle anatomischen Veränderungen und empfindlichen Regionen bei der Therapie berücksichtigt werden, damit die Interventionsmaßnahmen nicht zu Schmerzen oder einer Verschlechterung der Problematiken führen (Motzko & Weinert, 2008). Da beispielsweise zurzeit die implantierte Stahlplatte im Mundboden durch die Schrumpfung des transplantierten Unterarmlappens frei liegt, ist die linke

Wange innen wund, sodass in diesem Bereich sehr vorsichtig gearbeitet werden muss. Hinzu kommen ein Abfluss der Lymphflüssigkeit und ein Abschwellen des Gewebes, die für die Therapiemaßnahmen einen hinderlichen Faktor darstellen. Stimulationsverfahren können dadurch nur begrenzt eingesetzt werden. Es wird deutlich, dass ohne gewisse Vorkenntnisse nicht mit dieser speziellen Patientengruppe gearbeitet werden sollte. Die behandelnden TherapeutInnen sollten demnach genug Fachkenntnis und Kompetenz besitzen, sich diesem Fall anzuvertrauen.

Da Frau P. schon seit über einem Jahr in sprachtherapeutischer Behandlung ist und sich durch die Radio-Chemotherapie immer wieder neue Rückschritte ergeben haben, wird deutlich, dass sich die Betreuung durch einen Sprachtherapeuten bei Menschen mit Mundhöhlenkarzinomen über einen längeren Zeitraum erstreckt. „Je höher das T-Stadium [ist], desto schlechter [sind] die Chancen auf einen Therapieerfolg und desto länger [ist] die Dauer der Rehabilitation" (Denk, 1999). Ein frühes Einschreiten, wenn möglich noch vor der Radiotherapie, ist deshalb wichtig und sollte langfristig weitergeführt werden.

Jedoch lassen sich nicht alle Funktionen in gleichem Maße wiederherstellen. Auch noch nach mehreren Jahren leiden Menschen mit Mundhöhlenkarzinomen an ihren Schluckstörungen (Seidl & Nusser-Müller-Busch, 2007). Dann muss überlegt werden, ob zwischenzeitlich Pausen oder eine Beendigung der Sprachtherapie sinnvoll sind. Bei dem Fallbeispiel wäre eine sprachtherapeutische Pause beispielsweise sinnvoll, damit sich die Strukturen wieder regenerieren können und erneute organisch-strukturelle Veränderungen nicht zu einem Rückschritt der Ergebnisse führen. Nach dem die Schwellungen zurück gegangen sind und sich die Strukturen positiv verändert haben, kann dann wieder mit den sprachtherapeutischen Interventionsmaßnahmen begonnen werden, da sich die Voraussetzungen für eine Therapie gebessert haben und das Risiko, dass Misserfolge erleidet werden, gesenkt wird. Dadurch kann zusätzlich die Motivation gesteigert werden.

Die Hypothese, dass es durch die organisch-strukturellen Veränderungen nach den notwendigen operativen Maßnahmen und den noch laufenden anatomischen Veränderungen nur bedingt möglich ist, sprachtherapeutische Interventionen zu leisten und eine Therapiepause eine mögliche Option wäre, kann nur teilweise verifiziert werden. Es konnte gezeigt werden, dass doch mehr Möglichkeiten vorhanden sind, als vorerst angenommen. Diese müssen jedoch noch an dem Fallbeispiel erprobt werden. Damit eine Optimierung der Therapiemöglichkeiten erreicht werden kann, wäre eine Studie sinnvoll, die sich mit der optimalen Frequenz und dem zeitlichen Verlauf von sprachtherapeutischen Maßnahmen bei Menschen mit oralen Tumoren befasst.

Es fällt auf, dass bei dem Fallbeispiel keine Ziele zur Verbesserung der Teilhabe aufgeführt werden. Durch die limitierten Möglichkeiten in der sprachtherapeutischen Praxis können zu dem derzeitigen Stand der Forschung keine Verbesserungen bezüglich der Teilhabe an der sozialen Gesellschaft erreicht werden. Es sind keine Konzepte vorhanden, die eine Steigerung der Teilhabe konkret thematisieren. Möglichkeiten zur Steigerung der Funktionsfähigkeiten sind zwar vorhanden, aber alltagstauglich sind diese nicht. Es ist nicht möglich, zum Essen in ein Restaurant zu gehen und unter Verwendung der Techniken bei jedem Schluck an einem geselligen Essen teilzuhaben (Gröne, 2009). In der Gesellschaft gehört dies nicht zu einer kulturell akzeptierten Weise und so sehr sich auch Verbesserungen bezüglich einer Dysphagie zeigen, kann die Teilhabe dadurch nur schwer verbessert werden. Dies liegt daran, dass bei 60% der PatientInnen eine Sondenernährung länger als ein Jahr notwendig ist und es danach zu einer chronischen Dysphagie kommen kann (Schröter-Morasch, 2006). Damit kann die Hypothese, dass sich im Bereich der Teilhabeverbesserungen nur geringe Fortschritte durch sprachtherapeutische Interventionen zeigen, verifiziert werden. Wünschenswert wäre hier die Durchführung einer Langzeitstudie bezüglich der Teilhabeverbesserung durch sprachtherapeutische Interventionen bei Menschen mit oralen Tumoren, da die Betroffenen möglicherweise Verbesserungen wahrnehmen, die für die TherapeutInnen nicht ersichtlich sind.

Lassen sich schon nur geringfügige Verbesserungen im Bereich der Teilhabe erreichen, so können wenigstens Teile der Aktivität positiv beeinflusst werden. Die SprachtherapeutInnen können hier allerdings nicht viel mehr tun, als den Patienten anzuleiten und ihm Möglichkeiten vorzustellen, um eine Isolation zu vermeiden. Die Frage ist jedoch: Gehört dies zu den Aufgaben der SprachtherapeutInnen? Sollen die Bereiche Aktivität und Partizipation zur Aufgabe gemacht werden und können sprachtherapeutische Interventionen hier überhaupt helfen? (Gröne, 2009). In erster Linie geht es um die Verbesserungen der Funktionen, damit die Grundbedürfnisse wie Nahrungszufuhr und Kommunikation gesichert werden. Indirekt wird damit natürlich die Lebensqualität und die Teilhabe verbessert, aber im Rahmen der materiellen und ökonomischen Möglichkeiten kann eine eigenständige Therapie zur Verbesserung der Teilhabe nicht ermöglicht werden (Schulz, 2007). Zurzeit ist dies jedenfalls nicht möglich. Jedoch können die Ziele im Hinterkopf behalten werden, um diesen Bereich durch die Verbesserung der Funktionen mit zu beeinflussen. Interessant wäre bei diesem Fallbeispiel einmal herauszustellen, wie Frau P. selbst ihre derzeitige Situation wahrnimmt. Der SWAL-QOL wäre hier ein gutes Messinstrument, um dies zu überprüfen. Der Fragebogen kann zudem gut als Verlaufsdiagnostik genutzt werden, um die Erfolge, beziehungsweise Misserfolge der sprachtherapeutischen Möglichkeiten feststellen zu können (McHorney, Robbins, Lomax, Rosenbeck, Chingell & Kramer et al, 2002). So können die TherapeutInnen herausfinden, wie effizient ihre Arbeit war und in welchen Bereichen der Schwerpunkt gesetzt werden sollte.

Anhand des Beispiels von Frau P. lässt sich gut erkennen, welche Möglichkeiten einem im Rahmen der sprachtherapeutischen Interventionen geboten werden, aber auch welche

Grenzen bei diesem speziellen Störungsbild vorhanden sind, da die Einschränkungen und Nebenwirkungen der medizinischen Behandlungen sehr zahlreich sein können (Motsch, 2005). Im Einzelfall muss genau aufgezeigt werden, wie stark die Beeinträchtigungen sind und welche Möglichkeiten sich den SprachtherapeutInnen bieten. Gezeigt werden kann, dass es spezielle Therapieverfahren gibt. Ob diese jedoch im Einzelfall angewendet werden können, muss dann individuell erprobt werden. In der Literatur lassen sich Interventionsmaßnahmen finden, die insbesondere bei Menschen mit Mundhöhlenkarzinomen eine positive Wirkung zeigen. Aber nicht alle Methoden wurden bereits für dieses Störungsbild erprobt. Hinzu kommt, dass einige Studien nur allgemein auf Kopf-Hals-Tumore und nicht speziell auf orale Tumore eingehen. Dies wäre für die Zukunft wichtig herauszustellen, da in diesen Studien die große Gruppe der Menschen mit einer Laryngektomie mit einbezogen werden und die Interventionsmaßnahmen im sprachtherapeutischen Setting sich doch sehr von denen bei Menschen mit Mundhöhlenkarzinomen unterscheiden. Eine Erweiterung der Therapiemethoden durch die Erweiterung der Studien bezüglich der Effektivität anderer Verfahren, die im Bereich der Dysphagie- und Dysarthrietherapie eingesetzt werden, wäre sinnvoll. Dadurch würde sich ein größerer Handlungsspielraum für die SprachtherapeutInnen bieten.

Abschließend kann festgehalten werden, dass es sich bei der sprachtherapeutischen Versorgung von Menschen nach behandelten Mundhöhlenkarzinomen noch um ein relativ neues Praxisfeld handelt, dass ausgeweitet werden muss. Durch die steigenden Zahlen der Neuerkrankungen wird die Relevanz der Sprachtherapie auf diesem Gebiet weiterhin steigen. Evidenz-basierte Interventionsmaßnahmen sind vorhanden, sollten jedoch durch neue Vorgehensweisen und Forschungen in dem Bereich erweitert werden. Eine individuelle Anpassung der Interventionen an die Gegebenheiten, ist die Grundlage einer erfolgreichen Therapie. Wichtig ist aber auch, die auftretenden Grenzen zu erkennen und bei einer Stagnation der Therapieergebnisse die notwendigen Konsequenzen zu ziehen.

Literaturverzeichnis

Archontaki, M., Athanasiou, A., Stavrianos, S. D., Korkolis, D. P., Faratzis, G., Papadopoulou, F., et al. (2010). Functional results of speech and swallowing after oral microvascular free flap reconstruction. *European Archives of Oto-Rhino-Laryngology, 267*(11), 1771–1777.

Bachmann, G., Heß, A., Guntinas-Lichius, O., & Jungehülsing, M. (2004). Palliative Chirurgie bei Plattenepithelkarzinom des vorderen Mundbodens. *HNO, 52*(7), 627–630.

Bartolome, G. (1998). Methoden der funktionellen Dysphagietherapie (FDT) und deren Effektivität. *Die Sprachheilarbeit, 43*(6), 311–320.

Bartolome, G. (2010) Funktionelle Dysphagietherapie (FDT) bei onkologischen Kopf-Halserkrankungen. In: Bartolome, G & Schröter-Morasch, H. (Ed.). *Schluckstörungen: Diagnostik und Rehabilitation* (4th ed.) (pp.398-405). München: Elsevier, Urban und Fischer.

Bauer, F., Seiss, M., Gräßel, E., Stelzle, F., Klotz, M., & Rosanowski, F. (2010). Schluckbezogene Lebensqualität bei Mundhöhlenkarzinomen. *HNO, 58*(7), 692–697.

Beckmann, I. (2011). *Krebs im Mund-Kiefer-Gesichtsbereich: Antworten. Hilfen. Perspektiven* (Vol. 12). Bonn: Die blauen Ratgeber.

Beushausen, U. (2005). Evidenz-basierte Praxis in der Logopädie - Mythos und Realität. *Forum Logopädie, 19*(2), 6–11.

Denk, D.-M. (1999) Dysphagie nach Therapie von Kopf-Hals-Malignomen In: Bigenzahn, W., & Denk, D.-M. (Eds.). *Oropharyngeale Dysphagien: Ätiologie, Klinik, Diagnostik und Therapie von Schluckstörungen* (pp.120-128). Stuttgart [u.a.]: Thieme.

Bloching, M., & Berghaus, A. (2004). Rehabilitation des Schluckvermögens nach Tumorresektion. *HNO, 52*(8), 693–698.

Block, A. (2009) Funktionelle Dysphagietherapie bei Krebserkrankungen im Kopf-Hals-Bereich. In: Seidel, S., & Stanschus, S. (Eds.). *Das Gesundheitsforum: Vol. 3. Dysphagie - Diagnostik und Therapie: Ein Kompendium* (1st ed.) (pp.177-94). Idstein: Schulz-Kirchner.

Böhme, G. (2006) *Sprach-, Sprech-, Stimm- und Schluckstörungen. Band 1: Klinik* (4th ed.). München [u.a.]: Urban & Fischer, Elsevier.

Bootz, F. (2008). Neoadjuvante Radiochemotherapie des Mundhöhlenkarzinoms. *HNO, 56*(2), 183–184.

Borggreven, P. A., Verdonck-de Leeuw, I., Langendijk, J. A., Doornaert, P., Koster, M. N., Bree, R. de, & Leemans, C. R. (2005). Speech outcome after surgical treatment for oral and oropharyngeal cancer: A longitudinal assessment of patients reconstructed by a microvascular flap. *Head & Neck, 27*(9), 785–793.

Borggreven, P. A., Verdonck-de Leeuw, I. M., Muller, M. J., Heiligers, M. L. C. H., Bree, R., Aaronson, N. K., & Leemans, C. R. (2007). Quality of life and functional status in patients with cancer of the oral cavity and oropharynx: pretreatment values of a prospective study. *European Archives of Oto-Rhino-Laryngology, 264*(6), 651–657.

Boyd Gillespie, B., Brodsky, M., Day, T., Lee, F.-S., & Martin-Harris, B. (2004). Swallowing relatdes quality of life after head and neck cancer treatment. *The Laryngoscope,* (114), 1362–1367.

Cnossen, I. C., Bree, R., Rinkel, R. N. P. M., Eerenstein, S. E. J., Rietveld, D. H. F., Doornaert, P., et al. (2012). Computerized monitoring of patient-reported speech and swallowing problems in head and neck cancer patients in clinical practice. *Supportive Care in Cancer, 20*(11), 2925–2931.

Denk-Linnert, D.-M. (2006) Funktionelle Therapie oropharyngealer Dysphagien nach Kopf-Hals-Tumoren. In: Böhme, G. (Ed.) (2006). *Sprach-, Sprech-, Stimm- und Schluckstörungen. Band 2: Therapie* (4th ed.) (pp.402-20). München [u.a.]: Urban & Fischer, Elsevier.

Deutsches Institut für Medizinische Dokumentation und Information (DIMDI) (20.08.08). *Internationale Klassifikation der Funktionsfähigkeit, Behinderung und Gesundheit.* Retrieved March 15, 2013, from http://www.dimdi.de/dynamic/de/klassi/downloadcenter/icf/endfassung/.

Deutsches Institut für Medizinische Dokumentation und Information (DIMDI) (2013). *ICD-10-WHO Version 2013: Bösartige Neubildungen.* Retrieved April 21, 2013, from http://www.dimdi.de/static/de/klassi/icd-10-who/kodesuche/onlinefassungen/htmlamtl2013/block-c00-c14.htm.

Du Prel, J.-B., Röhring, B., & Blettner, M. (2009). Kritisches Lesen wissenschaftlicher Artikel: Teil 1 der Serie zur Bewertung wissenschaftlicher Publikationen. *Deutsches Ärzteblatt, 106*(7), 100–105.

Dwivedi, R. C., St.Rose, S., Chisholm, E. J., Georgalas, C., Bisase, B., Amen, F., et al. (2012). Evaluation of Swallowing by Sydney Swallow Questionnaire (SSQ) in Oral and Oropharyngeal Cancer Patients Treated with Primary Surgery. *Dysphagia, 27*(4), 491–497.

Ertekin, C., Keskin, A., Kiylioglu, N., Kirazli, Y., On, A. Y., Tarlaci, S., & Aydodu, I. (2001). The effect of head and neck positions on oropharyngeal swallowing: A clinical and electrophysiologic study. *Archives of Physical Medicine and Rehabilitation, 82*(9), 1255–1260.

Fraser, S., & Steele, C. M. (2012). The Effect of Chin Down Position on Penetration-Aspiration in Adults with Dysphagia. *Canadian Journal of Speech-Language Pathology and Audiology, 36*(2), 142–148.

Gaziano, J. E. (2002). Evaluation and management of oropharyngeal Dysphagia in head and neck cancer. *Cancer control, 9*(5), 400–409.

Gillespie, M. B.,Brodsky, M. B., Day, T. A., Lee, F.-S., & Martin-Harris, B. (2004). Swallowing-Related Quality of Life After Head and Neck Cancer Treatment. *The Laryngoscope, 114*(8), 1362–1367.

Gröne, B. (2009) Leben mit einer Schluckstörung. In:Gröne, B. (Ed.) *Schlucken und Schluckstörungen: Eine Einführung* (1st ed.) (151-54). München: Elsevier, Urban & Fischer.

Grötzbach, H., & Iven, C. (2009) Einführung in die ICF. In: Grötzbach, H., & Iven, C.(Ed.). *Das Gesundheitsforum. ICF in der Sprachtherapie: Umsetzung und Anwendung in der logopädischen Praxis ; [ein Praxis-Handbuch]* (1st ed.) (pp.9-21). Idstein: Schulz-Kirchner.

Guedes, R. L. V., Angelis, E. C.-d., Chen, A. Y., Kowalski, L. P., & Vartanian, J. G. (2013). Validation and Application of the M.D. Anderson Dysphagia Inventory in Patients Treated for Head and Neck Cancer in Brazil. *Dysphagia, 28*(1), 24–32.

Hahn, T. R., & Krüskemper, G. (2007). Auswirkung der Strahlentherapie auf die Lebensqualität. *Mund-, Kiefer- und Gesichtschirurgie, 11*(2), 99–106.

Hahn, T. R., Krüskemper, G., Enkling, N., & Kübler, N. R. (2007). Zur Lebensqualität nach chirurgischer Therapie von Mundhöhlenkarzinomen – eine retrospektive Multicenterstudie. *Mund-, Kiefer- und Gesichtschirurgie, 11*(1), 27–32.

Hofmayer, A., Burek, A., & Stanschus, S. (2009) ICF in der Dysphagietherapie. In: Grötzbach, H., & Iven, C.(Ed.) (2009). *Das Gesundheitsforum. ICF in der Sprachtherapie: Umsetzung und Anwendung in der logopädischen Praxis ; [ein Praxis-Handbuch]* (1st ed.) (pp.103-115). Idstein: Schulz-Kirchner.

Hofmayer, A., Pluschinski, P., & Wasilesku, A. (Eds.) (2011). *Studien in der Klinischen Dysphagiologie II* (1st ed.). Idstein: Schulz-Kirchner.

Hotzenköcherle, S. (2003). *Funktionelle Dysphagie-Therapie: Ein Übungsprogramm.* Idstein: Schulz-Kirchner.

Keßler, P., Grabenbauer, G., Leher, A., Schultze-Mosgau, S., Rupprecht, S., & Neukam, F. W. (2004). Plattenepithelkarzinome der Mundhöhle. *Mund-, Kiefer- und Gesichtschirurgie, 8*(5), 302–310.

Klein, M., Menneking, H., Spring, A., & Rose, M. (2005). Untersuchung zur Lebensqualität bei Patienten mit Gesichtsepithesen. *Mund-, Kiefer- und Gesichtschirurgie, 9*(4), 205–213.

43

Klug, C., Neuburg, J., Glaser, C., Schwarz, B., Kermer, C., & Millesi, W. (2002). Quality of life 2–10 years after combined treatment for advanced oral and oropharyngeal cancer. *International Journal of Oral and Maxillofacial Surgery, 31*(6), 664–669.

Konstantinovic, V. (1999). Quality of life after surgical excision followed by raditherapy for cancer of the tongue and floor of the mouth: evaluation of 78 patients. *Journal of Cranio-Maxillofacial Surgery*, (27), 192–197.

Koppetsch, S. (2006). Die motorische Funktionsprüfung bei oralen Tumoren. *Die Sprachheilarbeit, 51*(6), 287.

Koppetsch, S. (2006). *Orale Tumore: Ein Ratgeber für Betroffene, Angehörige und Therapeuten* (1st ed.). *Das Gesundheitsforum.* Idstein: Schulz-Kirchner.

Koppetsch, S., & Dahlmeier, K. (2003). Funktionelle Störungen der Artikulation bei intraoralen Tumoren - eine prä- und postoperative Langzeitstudie. *Sprache · Stimme · Gehör, 27*(4), 155–160.

Krappen, S., Remmert, S., Gehrking, E., & Zwaan, M. (1997). Kinematographische Funktionsdiagnostik des Schluckaktes nach plastischer Rekonstruktion großer Tumordefekte in Mundhöhle und Pharynx. *Larnygo-Rhino-Otol*, (76), 229–234.

Kreeft, A. M., van der Molen, L., Hilgers, F. J., & Balm, A. J. (2009). Speech and swallowing after surgical treatment of advanced oral and oropharyngeal carcinoma: a systematic review of the literature. *European Archives of Oto-Rhino-Laryngology, 266*(11), 1687–1698.

Krisciunas, G. P., Sokoloff, W., Stepas, K., & Langmore, S. E. (2012). Survey of Usual Practice: Dysphagia Therapy in Head and Neck Cancer Patients. *Dysphagia, 27*(4), 538–549.

Kronenberger, M. B., & Meyers, A. D. (1994). Dysphagia following head and neck cancer surgery. *Dysphagia, 9*(4), 236–244.

Kuhlemeier, K., Palmer, J., & Rosenberg, D. (2001). Effect of liquid bolus consistency and delivery method on aspiration and pharyngeal retention in dysphagia patients. *Dysphagia, 16*(2), 119–122.

Lazarus, C., Logemann, J. A., & Gibbons, P. (1993). Effects of maneuvers on swallowing function in a dysphagic oral cancer patient. *Head & Neck, 15*(5), 419–424.

Logemann, J. A., Gensler, G., Robbins, J., Lindblad, A. S., Brandt, D., Hind, J. A., et al. (2008). A Randomized Study of Three Interventions for Aspiration of Thin Liquids in Patients With Dementia or Parkinson's Disease. *Journal of Speech, Language, and Hearing Research, 51*(1), 173–183.

Logemann, J., Pauloski, B., Rademaker, A., & Colangelo, L. (1997). Super-supraglottic swallow in irradiated head and neck cancer patients. *Head & Neck, 19*(6), 535–540.

Logemann, J., Rademaker, A., Pauloski B., & Kahrilas P.J (1994). Effects of postural change on aspiration in head and neck surgical patients. *Otolaryngology - head and neck surgery,* *110*(2), 222–227.

Logemann, J. A., Pauloski, B. R., Rademaker, A. W., Lazarus, C. L., Gaziano, J., Stachowiak, L., et al. (2008). Swallowing disorders in the first year after radiation and chemoradiation. *Head & Neck, 30*(2), 148–158.

Mády, K., Sader, R., Hoole, P. H., Zimmermann, A., & Horch, H. (2003). Speech evaluation and swallowing ability after intra-oral cancer. *Clinical Linguistics & Phonetics, 17*(4-5), 411–420.

Mc Connel, F., Pauloski, B., Logemann, J., Rademaker, A., Colangelo, L., Shedd, D., et al. (1998). Functional results of primary closure vs Flaps in oropharyngeal reconstruction. *Arch Otolaryngol Head Neck Surg,* (124), 625–630.

McCullough, G. H., Kamarunas, E., Mann, G. C., Schmidley, J. W., Robbins, J. A., & Crary, M. A. (2012). Effects of Mendelsohn Maneuver on Measures of Swallowing Duration Post Stroke. *Topics in Stroke Rehabilitation, 19*(3), 234–243.

McHorney, C. A., Robbins, J., Lomax, K., Rosenbek, J. C., Chignell, K., Kramer, A. E., & Earl Bricker, D. (2002). The SWAL-QOL and SWAL-CARE Outcomes Tool for Oropharyngeal Dysphagia in Adults: III. Documentation of Reliability and Validity. *Dysphagia, 17*(2), 97–114.

McKinstry, A., & Perry, A. (2003). Evaluation of speech in people with head and neck cancer: A Pilot Study. *International Journal of Language & Communications Disorders, 38*(1), 31–46.

Meyer, T. K., Kuhn, J. C., Campbell, B. H., Marbella, A. M., Myers, K. B., & Layde, P. M. (2004). Speech Intelligibility and Quality of Life in Head and Neck Cancer Survivors. *The Laryngoscope, 114*(11), 1977–1981.

Michi, K. (2003). Functional evaluation of cancer surgery in oral and maxillofacial region: speech function. *International Journal of Clinical Oncology, 8*(1), 1–17.

Moher, D., Schulz, K., & Altman, D. (2004). Das CONSORT Statement: Überarbeitete Empfehlungen zur Qualitätsverbesserung von Reports randomisierter Studien im Parallel-Design. *DMW - Deutsche Medizinische Wochenschrift, 129*(S 3), T16.

Molen, L., Rossum, M. A., Burkhead, L. M., Smeele, L. E., Rasch, C. R. N., & Hilgers, F. J. M. (2011). A Randomized Preventive Rehabilitation Trial in Advanced Head and Neck Cancer Patients Treated with Chemoradiotherapy: Feasibility, Compliance, and Short-term Effects. *Dysphagia, 26*(2), 155–170.

Morton, R. P. (2003). Studies in the Quality of Life of Head and Neck Cancer Patients: Results of a Two-Year Longitudinal Study and a Comparative Cross-Sectional Cross-Cultural Survey. *The Laryngoscope*, (113), 1091–1103.

Motsch, C. (2005). Gestörtes Schlucken und gestörte Ernährung Wiederherstellende Verfahren bei gestörtem Schlucken und gestörter Ernährung. *Laryngo-Rhino-Otologie*, *84*, 156–185.

Motzko, M., Mlynczak, U., & Prinzen, C. (2004). *Stimm- und Schlucktherapie nach Larynx- und Hypopharynxkarzinomen* (1st ed.). München: Elsevier, Urban & Fischer.

Motzko, M., & Weinert, M. (2008). Orale und oropharyngeale Tumore und Dysphagie. Überblick über mögliche Probleme und therapeutische Interventionen. *Logos interdisziplinär*, *16*(1), 13.

Muscatello, L., Lenzi, R., Pellini, R., Giudice, M., & Spriano, G. (2010). Marginal mandibulectomy in oral cancer surgery: a 13-year experience. *European Archives of Oto-Rhino-Laryngology*, *267*(5), 759–764.

Newesely, G., & Holzer, A. (2010). Dysphagie und soziale Ausgrenzung: Aspekte normaler und gestörter Nahrungsaufnahme bei der Teilhabe am sozialen Leben. *Logos interdisziplinär*, *18*(3), 220–222.

Nguyen, N. P., Frank, C., Moltz, C. C., Millar, C., Smith, H. J., Dutta, S., et al. (2008). Dysphagia severity and aspiration risk following oral cavity cancer surgery. *Oral Radiology*, *24*(2), 76–79.

Pauloski, B. R. (2008). Rehabilitation of Dysphagia Following Head and Neck Cancer. *Physical Medicine and Rehabilitation Clinics of North America*, *19*(4), 889–928.

Rabbels, J., Wyzisk, M., Siessegger, M., Klesper, B., Reuther, T., & Kübler, A. C. (2005). Die Veränderung der Lebensqualität während und nach der Behandlung von Mundhöhlenkarzinomen. *Mund-, Kiefer- und Gesichtschirurgie*, *9*(5), 300–305.

Radford, K., Woods, H., Lowe, D., & Rogers, S. N. (2004). A UK multi-centre pilot study of speech and swallowing outcomes following head and neck cancer. *Clinical otolaryngology and allied sciences*, *29*(4), 376–381.

Reuther, T., Posselt, N. K., Rabbels, J., & Kübler, A. C. (2006). Plattenepithelkarzinom der Mundhöhle. *Mund-, Kiefer- und Gesichtschirurgie*, *10*(1), 18–29.

Schliephake, H., Schmelzeisen, R., Schönweiler, R., Schneller, T., & Altenbernd, C. (1998). Speech, deglutition and life quality after intraoral tumour resection. *International Journal of Oral and Maxillofacial Surgery*, (27), 99–105.

Schröter-Morasch, H. (2006). Schluckstörungen bei Erkrankungen der oropharyngealen und laryngealen Strukturen. In: Bartolome, G & Schröter-Morasch, H. (Ed.). *Schluckstörungen: Diagnostik und Rehabilitation* (4th ed.) (pp.76-94). München: Elsevier, Urban und Fischer.

Schultze, J., Schillmöller, H., Roldán, J. C., Wiltfang, J., & Kimmig, B. (2006). Die präoperative Radio-Chemo-Therapie beim fortgeschrittenen Mundhöhlenkarzinom. *Mund-, Kiefer- und Gesichtschirurgie, 10*(4), 249–257.

Schuster, M., & Stelzle, F. (2012). Outcome measurements after oral cancer treatment: speech and speech-related aspects—an overview. *Oral and Maxillofacial Surgery, 16*(3), 291–298.

Seidel, S., & Stanschus, S. (2009). *Studien in der klinischen Dysphagiologie. Dysphagieforum.* Idstein: Schulz-Kirchner.

Seidl, R., & Nusser-Müller-Busch, R. (2007). Schluckrehabilitation nach moderner Tumortherapie im Kopf-Hals-Bereich. *Laryngo-Rhino-Otologie, 86*(12), 846–852.

Simon, C., & Plinkert, P. (2008). Multimodale Therapiestrategien bei der Behandlung von Kopf- und Halskarzinomen. *HNO, 56*(6), 575–584.

Schulz, K. (2007) Lebensqualität durch logopädische Therapie? In: Tesak, J. (Ed.) (2007). *Das Gesundheitsforum. An den Grenzen der Logopädie* (1st ed.) (23-38) . [Idstein]: Schulz-Kirchner.

Thieme, H., Kraus, M., & McLaughlan, K. (2005). Erste Schritte hin zu einer Evidenzbasierten Praxis (EBP). *Forum Logopädie, 19*(2), 12–16.

Thomas, L., Jones, T. M., Tandon, S., Katre, C., Lowe, D., & Rogers, S. N. (2008). An evaluation of the University of Washington Quality of Life swallowing domain following oropharyngeal cancer. *European Archives of Oto-Rhino-Laryngology, 265*(S1), 29–37.

White, R., Cotton, S. M., Hind, J., Robbins, J., & Perry, A. (2009). A Comparison of the Reliability and Stability of Oro-lingual Swallowing Pressures in Patients with Head and Neck Cancer and Healthy Adults. *Dysphagia, 24*(2), 137–144.

Wittekind, C., & Meyer, H.-J. (Eds.) (2010). *TNM Klassifikation maligner Tumoren* (7th ed.). Weinheim: Wiley-VCH Verlag.

Ziegler, A., & König, I. (2011). Leitlinien für Forschungsberichte: Deutschsprachige Übersetzungen von CONSORT 2010, PRISMA und STARD. *DMW - Deutsche Medizinische Wochenschrift, 136*(08), 357–358.

Anhang

Anhang A

Field: Publication Years	Record Count	% of 44108	Bar Chart
2012	3876	8.788 %	■
2011	3626	8.221 %	■
2010	3342	7.577 %	■
2009	3152	7.146 %	■
2008	2929	6.641 %	■
2007	2799	6.346 %	■
2005	2454	5.564 %	▌
2006	2437	5.525 %	▌
2004	2067	4.686 %	▌
2003	1923	4.360 %	▌
2002	1747	3.961 %	▌
2001	1563	3.544 %	▌
2000	1523	3.453 %	▌
1999	1448	3.283 %	▌
1998	1291	2.927 %	▌
1997	1132	2.566 %	▏
1996	1029	2.333 %	▏
1995	875	1.984 %	▏
1994	820	1.859 %	▏
1993	714	1.619 %	▏
1992	678	1.537 %	▏
2013	656	1.487 %	▏
1991	620	1.406 %	▏
1989	150	0.340 %	▏
1990	146	0.331 %	▏
1987	117	0.265 %	▏
1986	112	0.254 %	▏

1986	112	0.254 %	
1983	101	0.229 %	
1985	87	0.197 %	
1984	75	0.170 %	
1988	70	0.159 %	
1982	64	0.145 %	
1981	60	0.136 %	
1977	48	0.109 %	
1980	47	0.107 %	
1979	45	0.102 %	
1976	32	0.073 %	
1975	31	0.070 %	
1972	28	0.063 %	
1974	28	0.063 %	
1978	28	0.063 %	
1971	25	0.057 %	
1973	18	0.041 %	
1965	16	0.036 %	
1967	16	0.036 %	
1968	15	0.034 %	
1970	12	0.027 %	
1969	11	0.025 %	
1963	10	0.023 %	
1964	9	0.020 %	
1966	6	0.014 %	

Anhang B

Tab. 1 Checkliste zur Publikation randomisierter Studien.

Publikationsabschnitt		Beschreibung
Titel und Zusammenfassung	1	Zuordnung zu Therapiegruppen (z. B. „randomisierte Verteilung", „randomisiert", oder „randomisierte Zuweisung").
Einleitung		
Hintergrund	2	Wissenschaftlicher Hintergrund und Begründung der Studie.
Methoden		
Probanden/Patienten	3	Einschlusskriterien der Probanden/Patienten, Studienorganisation und Ort der Studiendurchführung (z. B. im Krankenhaus oder nicht-stationär).
Intervention/Behandlung	4	Präzise Angaben zu den geplanten Interventionen jeder Gruppe und zur Durchführung.
Ziele	5	Genaue Ziele, Fragestellung und Hypothesen.
Zielkriterien	6	Klar definierte primäre und sekundäre Zielkriterien und, gegebenenfalls, alle zur Optimierung der Ergebnisqualität verwendeten Methoden (z. B. Mehrfachbeobachtungen, Training der Prüfer)
Fallzahlbestimmung	7	Wie wurden die Fallzahlen bestimmt und, falls notwendig, Beschreibung von Zwischenanalysen und Kriterien für einen vorzeitigen Studienabbruch.
Randomisierung		
Erzeugung der Behandlungsfolge	8	Methode zur Generierung der zufälligen Zuteilung, einschließlich aller Einzelheiten (wie z. B. Block-Randomisierung, Stratifizierung).
Geheimhaltung der Behandlungsfolge (allocation concealment)	9	Durchführung der Zuteilung (z. B. numerierte Behälter; zentrale Randomisierung per Fax/Telefon). Angabe, ob Geheimhaltung bis zur Zuteilung gewährleistet war.
Durchführung	10	Wer führte die Zuteilung durch, wer nahm die Probanden/Patienten in die Studie auf und wer teilte die Probanden/Patienten den Gruppen zu.
Verblindung	11	Waren a) die Probanden/Patienten und/oder b) diejenigen, die Intervention/Behandlung durchführten und/oder c) diejenigen, die die Zielgrößen beurteilten verblindet oder nicht verblindet. Wie wurde der Erfolg der Verblindung evaluiert?
Statistische Methoden	12	Statistische Methoden zur Bewertung des primären Zielkriteriums; weitere Analysen, wie z. B. Subgruppenanalysen und adjustierte Analysen.
Ergebnisse		
Ein- und Ausschlüsse	13	Anzahl der Studienteilnehmer für jede durch Randomisierung gebildete Behandlungsgruppe, die a) tatsächlich die geplante Behandlung/Intervention erhalten haben, b) die Studie protokollgemäß beendeten, c) in der Analyse des primären Zielkriteriums berücksichtigt wurden (Darstellung in Flussdiagramm empfohlen; Beschreibung von Protokollabweichungen mit Angabe von Gründen).
Aufnahme/Rekrutierung	14	Nähere Angaben über den Zeitraum der Studienaufnahme der Probanden/Patienten und der Nachbeobachtung.
Patientencharakteristika zu Studienbeginn (baseline data)	15	Demografische und klinische Charakteristika aller Gruppen.
Anzahl der ausgewerteten Probanden/Patienten	16	Anzahl der Probanden/Patienten (Nenner) in jeder Gruppe, die in die entsprechende Analyse eingeschlossen wurden und Angabe, ob es sich dabei um eine „Intention-to-Treat" Analyse handelt. Wenn möglich, Angabe der Ergebnisse in absoluten Zahlen (z. B. 10 von 20, nicht 50%).
Ergebnisse und Schätzmethoden	17	Zusammenfassung der Ergebnisse aller primären und sekundären Zielkriterien für jede Gruppe und die geschätzte Effektgröße sowie ihre Präzision (z. B. 95%-Konfidenzintervall).
Zusätzliche Analysen	18	Angabe von weiteren Tests, insbesondere von Subgruppenanalysen und adjustierte Analysen (mit Erklärung, ob sie vorher geplant waren oder nachträglich durchgeführt wurden).
Unerwünschte Wirkungen	19	Angabe aller wichtigen unerwünschten Wirkungen oder Nebenwirkungen innerhalb jeder Behandlungsgruppe.
Diskussion		
Interpretation	20	Interpretation der Ergebnisse unter Berücksichtigung der Studienhypothesen, möglicher Ursachen von Verzerrungen („Bias") sowie Problemen durch multiples Testen und multiple Zielkriterien.
Generalisierbarkeit	21	Generalisierbarkeit der Studienergebnisse (externe Validität).
Bewertung der Evidenz	22	Allgemeine Interpretation der Ergebnisse unter Berücksichtigung des aktuellen Forschungsstandes und anderer Publikationen zur untersuchten Fragestellung.

.